M.C. Strobl – Meine vierte Geburt
Jonathan kommt zur Welt

Bibliografische Information der Deutschen Nationalbibliothek
Die deutsche Nationalbibliothek verzeichnet diese Publikation in der
Deutschen Nationalbibliografie unter dem Gesamtwerk „Eigentlich
wollte ich Kaiserschnitt", ISBN 9783734788383 vom April 2015,
BoD

1.Auflage, Januar 2016, ISBN 9783739203430
Herstellung und Verlag: BoD–Books on Demand, Norderstedt
Lektor: Johannes Doppler
Buchumschlag und Bearbeitung: Machrisanosa
mo mcstrobl.jimdo.com

INHALT

M.C. Strobl
Meine vierte Geburt

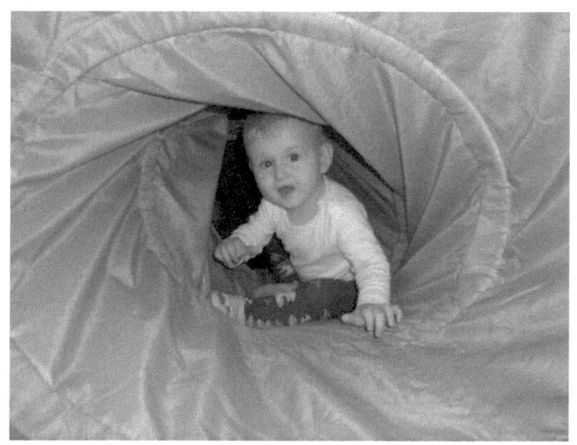

Meinem faszinierenden Wunderkind!

AUFBRUCH

Anfang Juni 2011

„...aber eigentlich sollten wir darüber nachdenken!"

Unter Ächzen und Seufzen räkle ich mich auf dem schmalen Bett hin und her. Mein schmachtender Blick an meinen grübelnden Mann gerichtet. Wir haben diese Liegestatt in unserem Wohnzimmer aufbauen lassen. Mitten darin. Vor dem Kamin, wo züngelnde Flammen leise knisternd den kühlen Frühlingsabend warmzaubern. Ah, tut das gut! Einfach daliegen und genießen. Ruhe. Nichts tun müssen. Die Kinder schlafen. Es ist ein langer Tag gewesen. Aber jetzt herrscht Ruhe. Und hier habe ich auch keine Kreuzschmerzen. Der Alltag mit einer Pubertierenden und noch zwei kleinen Kindern kann schon ganz schön schlauchen. Kaum ein Versteck, worin man sich verkriechen kann. Am WC vielleicht noch.

Nun, da ich mich so entspannt auf der sündteuren Matratze einer orthopädischen Matratzenfirma ausstrecken kann, werden in meinem Kopf alte Gedanken wach, die ich schon lange nicht mehr wahrgenommen habe. Da war doch noch etwas, außerhalb der Welt mit den Kindern.....Es ist irgendwie immer zu laut im Haus.

Tiefes Ein- und Ausatmen ist mir gerade möglich, jetzt, wo meine Küken schlafen. Wenn sie schlafen dann liegen sie wohlig behütet in ihren Nestern. Die Engel wachen über sie und die Eltern können ein wenig lockerlassen. Gott sei Dank schlafen alle in einem Stück durch.

Wie stolz ich auf sie bin. Auf meine drei Wunderwesen! Mit jedem Durchatmen spüre ich, wie ich leichter werde. So entspannt bin ich schon sehr lange nicht mehr gewesen.

„Was denkst du?" stelle ich meine Frage in den Raum hinein. Es ist still. Ich hebe den Kopf, um zu sehen, was mein Mann da tut. Er sitzt beim Esstisch und schreibt etwas.

„Warte mal einen Moment!" kommt seine Antwort. Ich werde neugierig.

Ganz konzentriert kritzelt er etwas auf einen Zettel. Es sieht

so aus, als würde er rechnen. Er denkt darüber nach, ich weiß es. Doch eigentlich ist es eine Schnapsidee. Wir können uns keine größeren Anschaffungen leisten. Es geht einfach nicht.
Aber schön wäre es schon....

„Pass auf!" Nun scheint er aus seiner Kontemplation erwacht zu sein: „Pass auf! Was wäre, wenn wir aufhören würden mit dem Rauchen? Eigentlich mögen wir es doch sowieso nicht, es passt auch nicht zu uns. Es stinkt, verpestet unsere Lungen, wir brauchen ganz schön viel Zeit, jedes Mal auf die Terrasse zu flüchten. Wir kommen zurück, sind genervter noch als sonst. Warum gehen wir nicht einfach so hinaus in die frische Luft zum Durchatmen? Lassen wir die Kippen sein und leisten uns um das Geld, das wir dabei einsparen stattdessen diese Matratze. Wir tun das doch für unsere Gesundheit! Auch die Kinder werden es uns danken. Das sollten wir so machen!"

Mein Mann hatte da einmal eine richtig grandiose Idee! Ganz in meinem Sinne!
Obwohl ich in meinem Leben immer wieder vergebliche Rauchentwöhnungsversuche unternommen habe, bin ich sofort überzeugt und dabei. Endlich ein richtig vernünftiger Grund, der sicher hilft, den Glimmstengel wegzulassen.

In all meinen Schwangerschaften die Finger von jedweden Drogen zu lassen, war ja auch überhaupt kein Problem; warum gelang mir dieser Verzicht im „normalen Leben" bisher nicht?
Es herrscht diesmal überraschenderweise absolut kein Zweifel daran, dass wir erfolgreich sein werden. Was ist nur mit mir geschehen, warum gibt es diesmal keinerlei Vorwände, Ausflüchte, Entschuldigungen? Ich bin richtig stolz auf mich.

Wir rufen den Matratzenverkäufer zu uns herein, der einstweilen zum telefonieren und rauchen auf die Terrasse gegangen ist, um uns in Ruhe überlegen zu lassen.

Er ist natürlich erfreut über unseren Entschluss. Immerhin kostet so ein Ding für ein Doppelbett € 2.800,-!!! Bei der Summe wird mir richtig schwindelig. Doch ich halte mich fest an diesem wundervoll geschmeidigen Testexemplar, damit ich nicht von der Pritsche falle. Am liebsten würde ich gar nicht mehr absteigen......

„Wie lange dauert die Lieferzeit?" Unser Matratzenmann versichert uns die Lieferung innerhalb der nächsten zwei Wochen.

„Mit der Lieferung wird sogleich auch die erste Ratenzahlung fällig. Ihr habt also zwei Wochen Schonfrist und könnt solange noch das Rauchen genießen."

Wir beschließen jedoch, gleich morgen damit aufzuhören!

*

9 Tage später

Die Matratze ist heute Vormittag geliefert worden. Sie riecht noch ziemlich übel nach Fabrik, ich habe sie erst einmal auf den Balkon zum Auslüften gestellt.

Ich freue mich jedenfalls sehr darüber. Jetzt ist hoffentlich bald Schluss mit Kreuzweh! Mit jedem Kind wurde es schlimmer bei mir. So eine Schwangerschaft ist kein Honiglecken, immerhin schleppt man ja viele Monate ein beachtliches Gewicht mit sich herum. Wenn das Kind dann geboren ist trägt man es weiterhin Tag und Nacht durch die Gegend. Heißt so ein Baby ja auch Tragling, was viele nicht wissen. Zudem hatte ich mir obendrein noch außergewöhnliche „andere Umstände" ausgesucht, wenn man davon ausgehen kann, dass man sich seine Prüfungen im Leben selbst wählt. Aber dazu später.

Was mich wirklich sehr wundert: wir haben uns tatsächlich keine Schonfrist gegeben. Am Tag nach der Vereinbarung warfen wir alle Zigaretten, die noch im Haus waren, in den Müll. Und der Entzug hat keinen Tag weh getan. Wir sind sehr erstaunt darüber. Auch meine rauchenden Bandmitglieder können es kaum glauben, dass ich die Proben ohne Zigarette überstehe.

So schreiten wir zur Zeit ziemlich gesund und wesentlich munterer durch unser Leben. Der nette Matratzentyp ist so lieb und borgt uns für eine Woche eine Infrarotmatte fürs Bett. Diese soll sich durch Tiefenwirkung ganz besonders vorteilhaft auf die inneren Organe und den Knochenapparat auswirken. Mal sehen, was sich ändert...vielleicht kann dieses Ding ja mein armes Knochengerüst wieder heil machen. Wer weiß?

*

Eine Woche später

Es schläft sich gut auf der neuen Unterlage. Aber vielleicht fühlen wir uns auch wegen dieser Infrarotmatte nicht mehr so müde und schlapp. Die Matratze war jedenfalls eine gute Entscheidung. Die hätte ich schon in der kräftezehrenden Schwangerschaft bei Simon, meinem dritten und letzten Kind gebraucht.

Noch heute, nach vier Jahren, bin ich froh, kein Kind mehr kriegen zu müssen. Richtig anstrengend war es gewesen. Ich war ja auch gleich wieder schwanger geworden, nachdem ich mein zweites Kind mit zehn Monaten abgestillt hatte. Das war nicht einfach für meinen Körper, der ohnehin nicht unbedingt als gebärfreudig zu bezeichnen ist.

Ein zu androgynes Becken oder möglicherweise eine pathologische Sache, ein Geburtsfehler, wer weiß - ich habe es nie untersuchen lassen.

Außerdem ein Beckenboden der so fest ist, dass eine hartgesottene Hebamme bei meinem ersten Kind während der Dammdehnung in der letzten Geburtsphase ächzen musste und leise zu fluchen begann: „Nein, so einen festen Damm hatte ich noch nie!"

Es war eine schwere Arbeit, die diese Frau gemeinsam mit mir zu verrichten hatte. Und auch Lucia hatte es schwer, die Hebamme, die mir bei meinen beiden Kleineren geholfen hat, damit sie zu Hause auf die Welt kommen konnten. Zum Glück hatte ich durchgehalten und mich für den natürlichen Weg entschieden. Es hätte alles ja auch ganz anders ausgehen können.

Meine Schwangerschaften und Geburten haben mich vieles gelehrt. Mehr als sonst irgendetwas in diesen 39 Jahren meines Lebens. Seitdem vergleiche ich immer wieder schwierige Situationen mit den Phasen einer Geburt.

Da gibt es so Sinnsprüche, die mir einfallen, wie „wenn du glaubst, es geht nicht mehr, kommt von irgendwo ein Licht daher!" oder „Was dich nicht umbringt macht dich nur härter!" Das klingt alles ziemlich abgedroschen, aber diese Sprüche definieren durch ihre Schlichtheit die erdige Wahrheit über Lebensprozesse im allgemeinen, wie ich finde.

Etwas sehr Wichtiges ist mir noch klargeworden in den letzten 14 Jahren: Dass man wirklich Fundamentales nicht planen kann!

Wir alle haben in den jungen Jahren unseres Lebens meist sehr vieles vor. Wir planen, wie wir denn leben möchten, wann wir heiraten wollen und wann wir wie viele Kinder bekommen werden. Ruckzuck, das wird super! So stellen wir uns das vor mit 15, 18, 20, 23....doch das Leben präsentiert uns häufig nicht das, was wir wollten.

Und nun lehne ich mich das erste Mal weit aus dem Fenster:

Das Leben präsentiert uns das, was wir brauchen!

Ich hatte die Floskel schon in jungen Jahren immer wieder vernommen: „Es gibt keine Zufälle!"   Je länger ich hier in dieser Welt lebe, umso griffiger wird dieser Satz. Umso mehr kann ich damit anfangen und mit jedem Lebensjahr bestätigt er sich.

Da ist ein Gefühl, das ich nicht benennen kann. Ein uraltes Gefühl, so spürt es sich an, weil es so vertraut ist und ich mir dessen so sicher sein kann. Ein Gefühl, dass alles seinen Sinn hat. Dass wir nicht bloß hier sind, um es uns lustig zu machen, um Hindernissen aus dem Weg zu gehen. Jeder Baum, jeder Stein, jeder Felsen, ein jeder Berg, jeder Abgrund, jedes Wasser am Weg gehört dazu und bringt uns zum kurzen Innehalten, oftmals zum längeren Stillstand. Manchmal müssen wir verharren und uns umsehen, wo wir gelandet sind. Sind wir eigentlich noch auf unserem Weg?

Wir können vieles umgehen. Können in unsere überfüllten Taschen greifen und jemanden bezahlen, damit er uns Brücken und Lifte baut.

Doch jeder, der in seiner Kindheit erfahren durfte, was für ein erhebendes Erlebnis es ist, selbst Lösungen zu finden, sich selbst am Riemen zu reißen, einmal selbst dreckig zu werden, wenn man aus Lehm eine Hütte baut, einmal reinzubeißen, um beim Wandertag das Gipfelkreuz zu erreichen, und danach die wohlverdiente Ruhe und den Anblick zu genießen, weiß, da gibt es noch viel mehr.

Das Leben bietet Fülle! Wir haben es bekommen, um es zu leben, seinen Reichtum mit all unseren Sinnen wahrzunehmen.

Die prägendsten Erfahrungen waren nicht eingeplant, oder? Wir verlieben uns in den unpassendsten Momenten und werden ebenso zum vermeintlich falschen Zeitpunkt schwanger. So scheint es doch oft, oder?

Ganz besonders passt dies nicht in eine Gesellschaft, wie der heute Vorherrschenden.

Slogans dieser Zeit:

„Vertrauen ist gut, Kontrolle ist besser."

„Nur mit Disziplin erreichen wir eine Leistung."

„Reich und schön, dann kriegst du alles, was du willst!"

„Bildung ist alles."

„Sex sells."

Kaum jemand sagt dir: „Hör auf deine eigene Stimme!"

Und wenn doch, dann vernehmen wir häufig das Echo dessen, was man uns zuvor wieder und immer wieder über die Medien eingeflößt hat. Wir sind alle so derart manipuliert und außer uns, dass wir gar keine innere Stimme mehr vernehmen. Weil es da draußen so laut ist!

Hier wird tonnenweise konsumiert, alles! Sogar „Liebe machen" ist ein Geschäft. Wissen wir eigentlich noch, wo es gesunde Nahrung gibt? Wir impfen uns zu Behinderten. Am liebsten würden wir alles versichern lassen. Unsere Kinder beschenken wir mit Plastikmüll, der eine Zeitlang sinnbefreit blinkt und kreischt. Die restliche Zeit setzen wir sie vor den Fernseher.

Das alles soll Freude in unser Leben bringen?

Wir heiraten und hintergehen Jahre später den liebsten Menschen, dem wir unser Leben anvertrauten. Es sollte nicht heißen, „bis dass der Tod uns scheidet", sondern: „bis dass die Versuchung uns auseinander reisst!"

Wir wollen Kinder bekommen, die wir lieben können, damit wir uns selbst wieder wertvoller erscheinen, wir erwarten uns eine gewisse Erfüllung. Wenn ich so manche Frau beobachte, lässt mich der Eindruck nicht los, dass sie in der Kindheit steckengeblieben ist. Sie will eine lebende Puppe, die sie schick anziehen und im stylischen Kinderwagen vor sich herschieben kann.

Und genau zur Stunde dann das rosa Fläschchen mit den niedlichen Elefanten drauf. Doch nicht bevor wir das Kätzchen-Lätzchen sorgfältig angelegt haben.

Wir lesen in den wöchentlichen Zeitschriften, wie wir heute am besten unsere Kinder erziehen sollen, wann sie abgestillt werden müssen und wie lange sie Windeln haben dürfen. Das Individuum, die ganz besondere Persönlichkeit unseres kleinen Nachfahren scheint nicht wirklich von Bedeutung zu sein bei all diesen Normen, aus deren Reihe wir nicht tanzen wollen.

Und was am allerschlimmsten ist: wir leben in einer Welt, in der wir tatsächlich meinen, dass wir als demokratische Staatsbürger die Freiheit haben, unseren eigenen Weg zu gehen. Wie ein Lemming laufen wir jedoch die Spur ab, die „alle anderen" auch nehmen. Wir haben aufgehört, zu hinterfragen, ob dieser Weg auch der richtige für uns ist. Laufen wir so nicht ins Verderben? Es gruselt mich, wenn ich hier weiterdenke.

Würde jeder Mensch für einen Monat mit Wasser und Brot in eine stille Zelle gesperrt werden, dann wäre dies vermutlich ein Segen für die ganze Gesellschaft. Dann würden wir sie wieder vernehmen, die Stimme des Sinns und der Lebendigkeit. Vielleicht zwischendrin auch die des Wahnsinns. Wir würden vielleicht hungern, einsam sein, die schrillen Ablenkungen vermissen, die sonst jeden Tag auf uns einströmen. Doch recht bald schon würden wir merken, was los ist. Es wäre eine Chance, geläutert hervorzugehen und sich selbst wieder näher zu kommen. Und ich bin sicher, kaum einer würde weiter den Lemmingpfad wählen.

Das glaube ich fest.

Doch eigentlich bin ich jetzt ziemlich vom Thema abgeschweift, denn im Grunde wollte ich mich selbst daran erinnern, wie unendlich dankbar ich sein kann, meinen Weg gefunden zu haben, trotz all des Dickichts rund um mich herum....

ich dachte nicht immer so „selbstbestimmt"...

das fing nämlich so an....

*

13

Ich denke nach...
NATÜRLICHE VERHÜTUNG &
NEUE FREIHEIT

Bis heute habe ich, bis auf zwei Ausnahmen fast nur mehr natürlich verhütet. Und es nie bereut.

Jetzt habe ich die absolute Revolution entdeckt. Seit einem dreiviertel Jahr leistet mir ein Verhütungscomputer tolle Dienste. Dieser berechnet mithilfe von vereinzelten Morgenharnproben die fruchtbaren Tage. Je länger frau ihn anwendet, umso besser „kennt" er sie und ich habe schon davon gehört, dass er bei einer Bekannten den Eisprung auf exakt den einen richtigen Tag berechnet hatte. Voraussetzung ist allerdings ein regelmäßiger Zyklus von 25 – 32 Tagen. Da ich, solange ich denken kann, fast nur 27 – 28 Tage-Zyklen habe, passt das für mich sehr gut.

Und es ist wirklich ganz einfach. Jeden Morgen schaut man auf diesen Computer, der am Klo bereit liegt. Der Computer sagt einem dann, ob er heute Harn braucht, indem er ein gelbes Licht blinken lässt, dies ist meistens erst ab dem 6. Zyklustag nötig. Zusätzlich erscheint auch ein grünes Licht für die unfruchtbare Zeit oder ein rotes für die empfängnisbereite Phase. In der roten greift man auf Kondome zurück oder lässt sich wieder einmal etwas anderes einfallen.

Heute morgen, ich befinde mich aktuell bei Tag 7 meines Zyklus, zeigte er mir vorsichtshalber das rote Licht, obwohl dies sonst erst bei Tag 12 beginnt. Wer weiß, vielleicht wirkt diese Infrarotunterlage mit hinein und versetzt meinen Körper in einen „scheinfruchtbaren" Zustand. Dieser sensible Computer erkennt das anscheinend sofort, wenn etwas anders ist. Ein wenig erschrocken war ich heute Morgen schon, da wir gestern Nacht aus erotischen Gründen noch etwas länger wach waren als sonst...aber ich weiß, der Computer geht da wirklich nur auf Nummer sicher.

Ja, die Matratze ist wirklich sehr angenehm...auch wenn man nicht nur auf ihr schläft.

*

Ich sehe Licht am Ende des Tunnels. Die letzten Jahre waren mühsam. Wirklich mühsam. Maria und Simon kamen so knapp hintereinander zur Welt, ich hatte mich noch gar nicht von der zweiten Schwangerschaft erholt, meldete sich schon No. 3 an. Auch in unserer Partnerschaft hatten wir zu kämpfen gehabt. Doch wir haben auch diese Hürde überwunden.

Vor einem halben Jahr dann haben wir, nach elendslanger Suche, unser Blockhaus gefunden und es gekauft. Ganz schön mutig, hier in so ein Bauernkaff zu ziehen, wo wir doch auch niemanden kannten. Was mir ein gutes Gefühl gibt, ist, dass meine liebe Freundin und Hebamme Lucia in der Nähe wohnt. Luftlinie vielleicht 5km.

Wir konnten uns vorher nicht so häufig sehen, da wir 35 km entfernt waren. Doch nun werden wir uns häufiger zum Kaffeeplausch treffen können. Als ich zu Weihnachten anrief, um „Frohe Weihnachten" zu wünschen, konnte ich ihr auch von dem geglückten Umzug berichten. Ich plapperte fröhlich darauf los, so in Euphorie war ich...

„Lucia, es ist wirklich so kuschelig hier! Endlich fühle ich mich zuhause! Du musst unbedingt in den nächsten Wochen vorbei kommen! Am liebsten würde ich noch einmal ein Kind in diesem Haus kriegen, so schön ist es!"

Aber ich nahm diesen Scherz sogleich zurück, denn auch Lucia weiß, was eine weitere Schwangerschaft für mich bedeuten würde.
Und wer glaubt, dass drei Kinder gut zu versorgen einfach ist, der kann gerne kommen und einen Tag bei uns verbringen.

Umso besser, dass nun langsam Ordnung einkehrt in unser Leben. Neues Haus, besserer Schlaf, mehr Harmonie. Nun werde ich für alles belohnt, was ich auf mich genommen habe, um meinen Kindern einen guten Start ins Leben zu ermöglichen. Ich habe Simon 15 Monate mit meiner Milch gestillt und ihn getragen, bis er nicht mehr wollte. Ich habe es mit all der Hingabe einer liebenden Mutter getan, doch nun freue ich mich doch darauf, wieder ich selbst zu werden. Langsam gehöre ich wieder mir. Ich kann nun mehr Zeit der Musik widmen und freue mich auf den ersten Open-Air Auftritt morgen mit meiner eigenen Band. Mit fast 40 packt mich der Ehrgeiz, wer hätte das gedacht?

Auch ein lebendiges Liebesleben bahnt sich wieder an! Was will ich mehr?! Das Leben kann so schön sein!

Neue Freiheit, ich komme!!!

*

13. Juni 2011

Der gestrige Auftritt war wundervoll gewesen. In einem herrlichen Park gelegen, die Bühne war eine Terrasse, aus deren Mitte sich großzügig die Arme einer wunderschönen alten Trauerweide, meinem Lieblingsbaum, ausbreiten. Viele Menschen waren gekommen und lauschten unserer Musik an diesem lauen Abend. Wir alle wurden getragen von dieser mystischen Atmosphäre. Ich empfand es so stimmig, was aus meinen Liedern geworden ist und konnte es gestern das erste Mal so richtig genießen und erleben. Wenn ich daran denke, wie und wann die meisten meiner Lieder entstanden sind, kann ich kaum glauben, wie sich das vereinbaren ließ. Nämlich zwischen Wickeln und Stillen und Tragen und Schlafen und Wickeln und Stillen und.....irgendwie war dies eine außerordentlich fruchtbare Phase meines Lebens gewesen, in der ich wahnsinnig kreativ sein konnte. Auch meine Jungs in der Band sind richtig aufgeblüht und vollmotiviert.

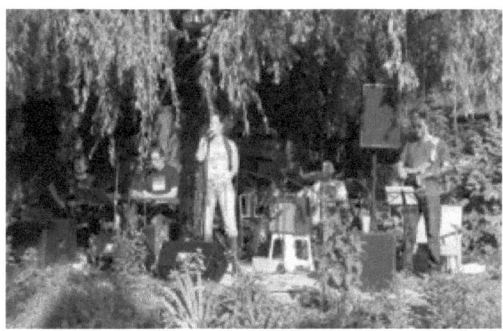

Und ich selbst habe mich wieder richtig wohlgefühlt in meinen engen Jeans. Endlich hat sich allmählich ganz von selbst der Großteil des üppigen Babyspecks aufgelöst, den ich mir in jeder Schwangerschaft leider reichlich hinaufgefuttert hatte. Es schmeckte alles nochmal so lecker und ich wollte meinem Kind nichts verwehren. Wer weiß, vielleicht brauchte es ja gerade die Schokolade für sein Wohlbefinden? Kakao soll ja angeblich die Endorphinausschüttung begünstigen. Bewegung auch, ich weiß. Doch in allen Schwangerschaften löste der kleinste Spaziergang bei mir einen harten Bauch aus. Wehen also. Ein kontraproduktives Phänomen, sind doch Wehen erst gegen Ende der Schwangerschaft erwünscht. Das war es also mit dem Sport.

Auch wenn die Menschen in meinem näheren Umfeld, sprich, Mütter, Schwestern, deren Freundinnen und Tanten, „angeblich" um meine schöne Figur getrauert hatten, machte ich mir keine Sorgen. Und auf gar keinen Fall wäre eine Diät in Betracht gekommen.

Nein, ich glaube daran, dass sich mit einer Lebensumstellung auch das Aussehen verändert. Klar wollte ich wieder meine alten Hosen und Topps anziehen, aber ich hatte deswegen keinen Stress. Ich lief während all meiner Stillzeiten mit einem „Babybauch" herum, der sich danach wie von selbst ganz in Ruhe und stillschweigend wieder in Luft auflöste.

Doch bis dahin wurde ich häufig gefragt, ob ich denn noch ein Kind kriegen würde. Das empfand ich jetzt nicht unbedingt als besonders schmeichelhaft. Eigentlich ärgerte mich das, aber ich lernte damit zu leben. Umso netter die Kommentare, die ich heute kriege: „Na sowas! DAS hätten wir nicht gedacht, dass du wieder so schlank wirst!"
Wieder so eine Sache, die ich nicht verstehe. Was spielt es denn bitte für eine Rolle, wie lange man mütterlich aussieht, wenn man doch erst Mutter geworden ist?!

„Ich kam aus dem Krankenhaus raus und hatte wieder einen ganz flachen Bauch!"
Schön, wenn das so klappt! Bei mir war das anders. Doch ich habe ihn wieder, meinen schönen Bauch! Beinahe. Ein kleiner Streifen ist wohl geblieben. Doch den sieht man nur, wenn man ganz genau hinschaut. Was soll's! Man sollte sich nicht so viele Gedanken um sein Aussehen machen. Viel wichtiger ist es doch, wer man ist, als wie man aussieht!

Obwohl....ja doch, ich freue mich riesig, nach langen Jahren meine zierliche Figur zurück zu haben und mich in meinen alten Bühnenklamotten wieder attraktiv zu fühlen.

*

27. Juni 2011

Ich bin schwanger.

FASSUNGSLOS

28. Juni 2011

Ja, es stimmt. Ich kann es selbst kaum glauben, wie das möglich ist, doch ich bekomme noch ein Kind. Schon wieder!

Wie ist das möglich? Tja......

Nun, wir hatten ja vor zwei Wochen Sex, da ist es wohl passiert. An diesem roten Tag! Den ich nicht ernst genommen habe. Hätte ich sollen!

Doch wer kommt denn auf die Idee an eine Empfängnis vor dem 13. Tag zu glauben, wenn frau eigentlich einen 28 Tage Zyklus hat? Der Computer hat mir dann auch am Tag 22 angezeigt, dass ich nun die Regel bekommen müsste. Das hat mich stutzig gemacht. Aber noch nicht überzeugt. So habe ich denn auf Tag 28 gewartet und siehe da: nichts passierte!

„Na, dann werde ich vielleicht schon in eine Prämenopause kommen...hab ja schon drei Kinder, der Körper denkt sich vielleicht auch „Jetzt ist Schluss!"

Am Tag 29 dann hab ich mir in aller Früh, nachdem ich meine beiden Sprösslinge in den Kindergarten gebracht hatte, einen Schwangerschaftstest aus der Apotheke geholt. Der lag dann ein paar Stunden in der Küche. Mein Gott, es hatte ja Zeit. Warum aufregen, wo einfach nichts sein kann?

Mein Mann hatte schon ein paarmal angerufen, um zu fragen, was für eine Neuigkeit es denn gäbe. „Nichts." Sage ich. „Weil ich den Test noch nicht gemacht habe!"

Martin ist aufgeregt, ich merke das. Aber der kann doch nicht tatsächlich glauben, dass....nein, ausgeschlossen, so knapp nach der Menstruation, das gibt es nicht.

Ich gehe aufs Klo, pinkel auf den Streifen. Gehe Händewaschen, komme zurück und sehe am Display des Digitalen Tests „schwanger" stehen. Und glaub, mich trifft nun endgültig der Schlag.

Es ist ähnlich wie bei meiner ersten Schwangerschaft vor 13 Jahren. Ich laufe Furchen in den Schiffboden des gesamten Erdgeschoßes. Bete. Keuche. Hyperventiliere. Schreie.

Weine: „Nein, lieber Gott, was tust du mir an?!"

Ich kann mir beim besten Willen nicht vorstellen, wie ich das schaffen soll. Ich bin verzweifelt. Ich habe keine Ahnung, wie es weitergeht.

Das Handy läutet. Wieder mein Mann.

Tonlos melde ich mich: „Hallo.“

Wie angewurzelt stehe ich da.

"Und?“ dröhnt es mit der Neugier eines Kindes aus dem Telefon

„Hast du ihn schon gemacht?“

Mein Puls schnellt in die Höhe.

"Ja"

Am liebsten würde ich jetzt abhauen, alles abgeben können, ich möchte gar nicht antworten.

„Und? Sag schon! Komm schon, wenn du jetzt JA sagst, freu ich mich riesig!“

Als ich JA sage, ist es kurz völlig still in der Leitung.

Danach ein verschlucktes „Echt?“ und dann überschwänglich „Ok, wir bekommen also noch so ein Buzi! Schatz, ich weiß, es wird nicht einfach für dich, aber denke dir mal, wir bekommen noch ein Baby! Da möchte noch jemand zu uns!“

Ja, wie recht er hat. Trotzdem weiß ich einfach nicht woher ich die Kraft nehmen soll! Ich weiß es echt nicht....im Moment.

Noch einmal hochschwanger sein. Noch einmal gebären. ICH und vier Kinder!!! Meine Oma würde sich im Grab umdrehen.

Aber ich wollte doch gerade so viel....ich hatte soviel vor.....

„Lieber Gott, wieso denn das jetzt?“

*

Das Gefühl früh-schwanger zu sein…

Auf einem sterilen Klo mit dem weißen Plastikbecher in der Hand. Auf den Mittelstrahl warten, dann hineinpinkeln. Danach abwischen, Hände waschen. Wie mechanisch sich dieses immer gleiche unspektakuläre Ritual vollzieht. Die Sprechstundenhilfe fragt nach der letzten Regel und schon drückt sie mir den Becher in die Hand.

"Harn brauch ich auch." Sie blickt nicht mal auf, um mir ins Gesicht zu sehen. Sie sollte sich denken:

„Ah, die schon wieder!"

23 Jahre kennen wir uns jetzt schon, diese Arzthelferin und ich. Seit 13 Jahren konsultiere ich diese Praxis unter „anderen Umständen". Es hat sich nichts verändert. Irgendwie gut, irgendwie schaurig. Ich stelle den vollen Becher auf die Anrichte gleich rechts hinter die Klotüre, wie jedes Mal, noch ehe die Sprechstundentante ihre Anweisung dazu geben musste. Sie war bereits dabei, ihre Hand zu heben. Was für eine Maschinerie....

Abwiegen.

Und ab ins Wartezimmer.

Ich starre auf die Tür zum Frauenarzt. Mein Mann schnappt sich eine Zeitung vom Stapel. Ich kann jetzt nicht lesen. Ich bin viel zu aufgeregt. Ärzte und Krankenhäuser machen mich immer furchtbar unruhig. Der Geruch allein schon. Ich höre wieder dieses Klirren der Instrumente. Gänsehaut.

Wie oft mach ich das hier schon? Das vierte Mal?

Mein Kopf beginnt sofort zu rechnen, mein Gefühl sagt: „Echt? Ich kann mich nicht mehr erinnern...doch ja, da war was..."

Plötzlich komme ich mir wieder wie ein junges Mädchen vor. Unbedarft und unerfahren, keineswegs eine dreifache Mutter.

Ich zittere.

Oh Gott, ich dachte, ich hätte diese Sachen doch hinter mir. Ich hatte es abgeschlossen, aus meinem Bewusstsein verbannt. Für mich war das aufreibende Thema Kinderkriegen erledigt. Und diese Termine bei Ärzten und in Krankenhäusern, Tests mit Nadeln und Geräten. Jetzt geht sie wieder los, diese ganze Tortur. Ich bemerkte wie mir schlecht wird.

„Schatz, geht's bei dir?" fragt mein besorgter Mann, der selbst an einem beständigen Schwindelgefühl leidet, seit er Vater geworden ist.

Die Achterbahnfahrt geht also weiter. Das Tempo wurde nur kurzfristig gedrosselt. Ab jetzt geht's wieder frisch rauf und runter. Mit zwei Seekranken an Bord.

Die Türschnalle bewegt sich in Zeitlupe, die Türe öffnet sich, "Frau Strobl bitte". Der Doc steht immer persönlich auf und lässt die Patientinnen ein. Wie eh und je reicht er uns die Hand. Sein Wesen hat sich in den zig Jahren, die ich ihn kenne, nicht verändert. Doch heute fällt mir auf, er ist alt geworden. Ziemlich müde wirkt er. Ich bin eigentlich auch keine 15 mehr, aber ich fühle mich wieder so.

Dennoch hat sich sein Vorgehen nicht verändert. Routinierte Schritte und Handlungen, ebensolche Kommentare auf bestimmte gynäkologische Fragen. Immer nett und respektvoll, doch mit diesem kleinen Touch „Machen sie sich keine Sorgen, alles verläuft bestens", Klappe, die 23.000ste...

Am Ende ist es auch am Stuhl wie immer. Das Spekulum zu groß, er nimmt das kleinste, ich zucke trotzdem.

Ich darf auf dem Ultraschall die Fruchtblase mit meinem kleinen Embryo sehen, dessen Herz schon kräftig schlägt.

Und es passiert trotz der vielen Krampfgedanken auch diesmal wieder, was ich bereits viele Male erlebt habe: Ein Schauer Glücksgefühle überzieht meinen Körper vom Scheitel bis zur Sohle.

„Mein Baby!"

Ich freue mich gerade riesig! Und ja, kein Zweifel, es wird alles gut gehen.

Rauf und runter, immer munter. Bin ich nicht schon zu alt dafür?

Mein Gott, ist das verrückt!

*

Aber Hallo,

ich hab mich ja noch gar nicht richtig vorgestellt. Bei der ganzen Aufregung vergesse ich doch glatt meine gute Kinderstube.

Mein Name ist Margo und ich bin Musikerin und Mutter. Im Oktober werde ich 39 Jahre alt. Seit 6 Jahren bin ich mit meinem Mann Martin verheiratet und wir leben in einem recht kuscheligen Holzhaus auf dem Land in Niederösterreich.

Wie du sicherlich schon bemerkt hast, möchte ich dir etwas über das Kinderkriegen erzählen. Mehr noch, ich möchte gerne berichten von meinen eigenen Erfahrungen, meinen Beobachtungen und meinen persönlichen Prozessen.

Ich habe drei Kinder geboren. Eines im Krankenhaus, zwei zuhause. Alle auf die natürliche Art. Ich habe sie (mehr oder weniger geduldig) ausgetragen, bis sie soweit waren, auf die Welt zu kommen.

Sie verließen meinen Körper auf dem Weg, durch den sie viele Monate zuvor hineingelangten. Jedes meiner drei Wunderwesen wurde rund ein Jahr zum größten Teil mit meiner Muttermilch genährt.

Nun bin ich wieder schwanger.

Das sollte an sich nichts Besonderes sein.

Aber es ist durchaus besonders, wenn es einen persönlich betrifft.

Auf dem Weg zur Mehrfachmutter ist mir vieles untergekommen. Schönes, witziges, überraschendes, aber auch trauriges, frustrierendes und absurdes. Ich gelangte zu der Erkenntnis, dass es ganz und gar nicht einfach ist, in unserer Gesellschaft selbstbestimmt Kinder zu kriegen. Frau muss schon eine gehörige Portion Selbstbewusstsein haben, oder panische Angst, um die bisherigen Gebräuche und Konventionen zu hinterfragen. Bei mir war es wohl mehr Angst denn Selbstbewusstsein, doch sie hat mich sehr aufmerksam werden lassen. Das verlieh mir eine Art Adlerblick und mit dieser Funktion sah ich vieles überdeutlich.

So habe ich mir ein individuelles Bild gemacht und meine eigenen Entscheidungen getroffen. Ich kann also keinerlei medizinische, sowie Hebammen-adäquate Ausbildung vorweisen, sondern ausschließlich von meinen Erfahrungen berichten.

Ich wage es, zu behaupten, dass ich einen wertvollen Schatz gesammelt habe, reich an Erlebnissen und Erkenntnissen, die ich gerne teilen möchte.

Bereits in jungen Jahren hatte mich die Thematik des Kinderkriegens in ihren Bann gezogen. Ich empfand großen Respekt, sowie eine tiefgründige Furcht vor meinem künftigen Leben als Frau, noch mehr vor dem der schwangeren Frau, in Anbetracht der Geschichten und Informationen, die permanent, mehr oder weniger subtil seit meiner Kindheit auf mich eingewirkt hatten. Ich blickte auf ein Mysterium, einen unbekannten Planeten. Ihn zu erforschen reizte mich gleichermaßen, wie es mich erschreckte.

Mit meinem Eintritt in die Welt der Mutterschaft begann für mich die spektakulärste Reise meines Lebens. Wenn du dir ein paar Stunden Zeit nimmst, werde ich dir nun meine sonderbare Geschichte erzählen.

Alles Liebe,

Deine Margo

*

Wie sag ich's meiner Mutter?

Nein, ich gehöre nicht zu den Frauen, die man so im Allgemeinen als Leichtgebärende bezeichnet. Ich meine damit die, die angeben, die Geburt war ein Spaziergang, sie wüssten nicht einmal, was richtige Wehen sind und bei denen alles „rucki zucki" vonstatten ging.

Ich gehöre auch nicht zu denen, die so völlig hingebungsvoll der Natur vertrauen und für die es gar keine Frage gibt, ob sie ihr Kind natürlich bekommen oder nicht.

Ich bin aufgewachsen in diesem System der Kontrolle und der Sicherheit. Meine Mutter war stets eine sehr dominante Frau. Sie legte überaus großen Wert auf adrettes Äußeres und manierliches Benehmen, welches sie selbst von ihrer Mutter, meiner Großmutter, vermittelt bekam. Mama wurde in einem kleinen Bauerndorf in Niederösterreich als 6. von 7 Kindern mitten in die Kriegswirren 1941 hineingeboren. Es galt, sich möglichst unauffällig in die große Ordnung der Gesellschaft einzugliedern. Aus der Reihe zu tanzen konnte lebensgefährlich sein.

Als Frau musste man entweder besonders hübsch oder besonders robust und fleißig sein, auf jeden Fall gesund. Am besten aber war man beides. Und was gesund und hübsch war erklärten die (vorwiegend männlichen) Gebildeten. Die wussten das alles. Zu Zeiten,   in denen Kinder an banalen Infekten aufgrund der Unterversorgung mit Lebensmitteln starben, wo es keine Möglichkeit gab, sich einen schmerzenden Zahn in lokaler Betäubung ziehen zu lassen, konnte man von einer humanen Behandlung bei einem „Gesundmacher" nur träumen. Alles Schulmedizinische wurde fortan verherrlicht. Penicillin war das von Gott gesandte Wundermittel und der „Herr Doktor" der glorifizierte Heiland. Im Zweifelsfall zählte seine Meinung. Selbst wenn er den jungen Mädchen in die Unterhose fasste, war dies zwar verunsichernd und irgendwie nicht korrekt, aber der Herr Doktor würde schon wissen, was er tun durfte.

Man sieht: Es gab wohl immer schon eine Verharmlosung des Missbrauchs an vorwiegend weiblichen Kindern und Jugendlichen. Sogar die Erwachsenen ließen sich missbrauchen.

Ist das heute anders?

Meine Mutter hatte somit gelernt, dass es normal war, sich Autoritäten grundsätzlich unterzuordnen. Dennoch hatte sie angeblich im Wesentlichen einen ziemlichen Dickkopf. Bekannte erzählten, sie konnte sehr störrisch sein und ließ sich nicht alles gefallen. Eine der guten Charaktereigenschaft, die ich gewissermaßen von ihr geerbt haben muss.

Trotz des großen Vertrauens in die medizinischen Möglichkeiten, hatte sie zwischen 1964 und 1972 ihre drei Mädchen zuhause geboren, und zwar mithilfe meiner Wahltante Helene, einer erfahrenen Haugeburtshebamme, die lange Zeit auch in einem Krankenhaus ihren Dienst tat. Ich werde später noch von ihr erzählen.

Was das Schwangersein anging, darauf schien meine Mama eine Allergie darauf zu haben. Zumindest, so lange es mich betraf.

Wenn sie von Schwangerschaften anderer Frauen erfuhr, beispielsweise der ihrer Kusinen, Nachbarinnen oder meiner Schwestern, fiel die erste Reaktion so aus:

„Wirklich?! Moi, du bekommst ein Buzi! Na schön! Wann ist es denn soweit? Mah, du Arme, wennst übern Sommer hochschwanger gehst. Ich weiß wie das ist. Bei meiner Dritten war das ganz furchtbar. Da ist man dann wirklich schon froh, dass es bald erledigt ist...naja, muss ja sein. Raus muss es ja...aber heute ist das eh schon alles ganz toll. Heute braucht zum Kinderkriegen keine Frau mehr leiden, gibt ja Kreuzstich oder Kaiserschnitt....“

Auf jeden Fall empfand sie es, trotz der vielen angstbesetzten und beschwerlichen Bilder, die sie darüber malte, als ein erfreuliches Ereignis, wenn ein Baby sich anbahnte.

Anders, wenn es mich betraf.

Ich war stets die Kleine, die Zarte, das Sensibelchen. Von mir sagten alle, dass ich das alles sowieso überhaupt nicht aushalten würde. Außerdem wäre es in meinem Fall ohnehin klüger, von vornherein einen Kaiserschnitt einzuplanen. Wie auch immer, meine Mutter fand es vernünftiger, wenn ich mich auf meine Karriere als Sängerin konzentrierte. „Heute muss eine Frau sich das mit Kindern nicht mehr antun! Ich würde es nicht mehr tun!“

Nun, so hatte ich mit 21 meinen Plattenvertrag und alle waren guter Dinge. Und vier Jahre später war ich guter Hoffnung.

Die Reaktion meiner Mutter war erschütternd. Ich wusste, dass sie nicht gleich erfreut sein würde, aber:

„Was? Und du naives Ding freust dich wahrscheinlich auch noch? Jetzt kannst du deine Karriere und deine Figur vergessen, das weißt du eh!", das traf mich doch hart.

Sie schlug mir auch sogleich vor, es mir noch einmal zu überlegen, ein Abbruch wäre heute keine große Sache mehr, sie würde es bezahlen.

Als Sarah dann auf der Welt war zersprang meine Mutter fast vor Glück. Sie liebt mein Baby so sehr.

Ähnlich war es bei Kind Nummer 2 und 3. Mit jedem Kind noch ein wenig dämlicher:

„Mit drei Kindern hast du eh schon genug zu tun, jetzt bekommst du aber bitte keines mehr! Ich bin halb gestorben vor Angst bei den Geburten!"

Sie hatte angeboten, meinem Mann eine Vasektomie zu bezahlen, doch irgend etwas hielt ihn davon ab...ach....

Mama, wenn du wüsstest?

Sie feiert Ende Juli ihren 70. Geburtstag, ich möchte ihn ihr nicht verderben. Am besten sag ich gar nichts mehr, kommt mir in den Sinn. Erst wenn es da ist. Doch ich bezweifle, dass ich das wirklich durchhalte. Noch dazu, weil mein Bauch ganz offensichtlich schon wieder begonnen hat, zu wachsen. Es stimmt, mit jedem Kind wächst er schneller. Na, das kann ja noch was werden?

Meine Schwester Andrea weiß es schon, hat aber versprochen, dicht zu halten. Schön, sie hat sich wenigstens gefreut, für sie ist es auch ein Segen, wenn ein Kind auf die Welt kommt.

Andrea (sie ist 8 Jahre älter als ich) war wie meine zweite Mutter. Sie hat selbst eine Tochter, die schon erwachsen ist, Isabella. Gerne hätte sie noch ein zweites Kind bekommen, doch eine schlimme Krankheit hat ihr diesen Wunsch verwehrt.

*

30. Juni 2011

Wir haben beschlossen, erst einmal auch unserer Großen, sowie natürlich auch den beiden Kleineren noch nichts von ihrem neuen Geschwister-Glück zu berichten.

Sarah's Reaktion fürchte ich noch mehr als die meiner Mutter.

Die 14-jährige hatte einmal erwähnt: „Sie sind ja süß, meine kleinen Geschwisterchen, aber kommt's mir nicht nochmal mit einem Kind daher! Es nervt!"

Ich rufe Lucia an.

„Hallo Lucia, hast du eigentlich nächstes Jahr im Februar – März schon etwas Besonderes vor?"

„Nein, du bist die Erste, die mich das fragt. Wirklich? Bekommst du noch ein Baby. Das ist ja schön! Natürlich helf ich dir wieder, selbstverständlich komm ich wieder zur Geburt."

Sie meint, ich solle mich möglichst viel ausrasten, vieles delegieren. Das vierte Kind zu bekommen, sei sicherlich noch einmal anstrengender, weil ja auch drei andere Persönlichkeiten die ihnen zustehende Aufmerksamkeit einfordern.

Und früh genug sollen wir uns auch um eine Familienhilfe umsehen. Solche Leute gibt es bei Hilfswerk oder Caritas. Spätestens im Wochenbett würde ich Hilfe brauchen, meint sie. Gerade bei so einem arbeitsreichen Alltag einer Großfamilie mit mehreren Kindern ist es umso wichtiger, sich im Wochenbett wieder ordentlich zu stärken und sich „aufpeppeln" zu lassen.

Damit würde auch die Milchbildung wieder gut in Schuss kommen. Dazu ist es ja notwendig, viel ruhige Kuschelzeit mit dem Baby zu haben.

„Dann klappt das mit dem Stillen auch wieder, wirst sehen!"

Die letzten Tage waren sehr ambivalent. Natürlich freue ich mich auf mein Kind. Selbstverständlich platze ich auch vor Neugier, welch geheimnisvolles Menschlein da nun wieder in mir heranwachsen wird. Doch wie wir das schaffen sollen, wie mein Körper das schaffen soll, ist mir nicht mehr so ganz klar, wo ich doch sowieso seit vielen Jahren völlig ausgelaugt bin. Mein Glaube an eine Höhere Macht hilft mir. Ich kann mich ohnehin nur darauf einlassen, und sehen was auf mich zukommt. Ich weiß zu gut, dass Panik und Sorgen keine guten Ratgeber sind. Es kommt sowieso, was kommen soll. Am besten, ich nehme es an, dann passiert es wenigstens ohne Krampf.

Lucia meint, ich solle viele Walnüsse essen. Zu dieser frühen Phase der Schwangerschaft bildet sich das Gehirn des Kindes. Mit Walnüssen, die ja selbst die Form eines Gehirnes haben (Zufall?) entwickelt es sich besonders gut. Das werde ich machen. Merkwürdig, eigentlich müsste das ja bereits Routine sein, was es jedoch nicht ist. Keinesfalls kommt es mir so vor, als wäre ich bereits eine Erfahrene. Im Moment komme ich mir wieder wie ein hilfloser Teenie vor. Ich fühle mich wie auf einem Boot auf hoher See. Es ist zwar noch Ebbe, doch ich habe die Orientierung verloren. Überall ist Nebel.

Ich bin sehr aufgewühlt. Um meine Brust hat sich ein Gürtel gespannt. Ich achte nun mehr auf meine Atmung.

Und bete viel.
Und streichle meinen Bauch.

*

VERINNERLICHEN

Anfang Juli 2011

Eben habe ich meine Homöopathin angerufen. Ich hatte sie vor vier Wochen aufgesucht, da ich wieder verstärkte Darmprobleme hatte. Ich kann nun nicht diese blöde Darmspiegelung, die mir seit Monaten empfohlener Weise im Nacken sitzt, vornehmen lassen. Darüber bin ich nicht traurig.

„Soll ich nun die Globuli, die sie mir verschrieben haben weiternehmen oder schadet das meiner Schwangerschaft?"

„Nein, sie schaden nicht. Sie können sie weiternehmen. Doch ich glaube, Sie werden sie ohnehin nicht mehr lange brauchen. Eine Schwangerschaft bringt wohl so manches Durcheinander, jedoch vieles in ein gesundes Geleichgewicht. Ich freue mich sehr, dass Sie noch ein Baby kriegen! Sie werden sehen, sie schaffen das. Ich kenne Sie seit 20 Jahren. Und ich kenne Sie gut. Vertrauen sie! Glauben sie mir, sehen sie es als Segen, Sie würden diese Prüfung nicht bekommen, wenn Sie nicht imstande wären, sie zu meistern!"

Ich vertraue dieser Frau. Denn ich halte sie für eine begnadete Ärztin, eine Eingeweihte der mystischen, biochemischen Vorgänge des Lebens. Ein Blick genügt und was sie über einen Menschen dann weiß, kann kaum ein Schulmediziner mit sämtlichen modernen Diagnoseverfahren herausfinden.

So sagte sie mir damals bei meinem ersten Kind auf den Kopf zu, dass ich keine „Steißlagen-Gebärende" bin. Sarah saß bis kurz vor der Geburt mit ihrem Popo in meinem Becken. Zur Geburt hatte sie sich umgedreht.
Ich war sehr verblüfft, denn sie hatte wieder einmal Recht behalten. Und bis heute hatte ich keine Beckenendlage. Ich denke, auch diesmal muss ich dieses Phänomen nicht fürchten.

Aber ich bemerke, dass ich mich dennoch fürchte. Vor dieser Ungewissheit, dieser Prüfung. Was wird auf mich zukommen? So ohne Macht zu sein, ohnmächtig, war kein gutes Gefühl.
Ich muss mich wieder daran erinnern...

*

SCHULMEDIZINISCHE VORSORGEMASSNAHMEN

24. September 2011

Oh ja, ich habe wieder verweigert. Nicht alles, sonst würde ich ja gar nicht mehr zum Arzt gehen, aber einiges, das heutzutage in der westlichen Welt zum Standard gehört.

* Die Nackenfaltenmessung zum Beispiel:
Es ist kein Thema für uns, nach einer möglichen Behinderung unseres Nachwuchses Ausschau zu halten. Wenn es uns bestimmt sein sollte, ein behindertes Kind aufzuziehen, dann werden wir auch diese „Prüfung" annehmen und mit all unseren Möglichkeiten dafür sorgen. Ein Töten des Kindes, unseres Kindes, käme niemals, unter absolut keinen Umständen, in Frage.

* Oder den Blutcheck:
Es genügt doch bitte, bei jedem zweiten Termin meine Toxoplasmose-Werte checken zu lassen. Ich kenne Ärzte, die machen genau zwei Laboruntersuchungen in 9 Monaten Schwangerschaft. Und das genügt auch. Selbst wenn man keine Abwehr gegen Katzenkot hat, wie ich. Ich weiß es ist eine gefährliche Krankheit, die eigentlich vor allem mein Baby betrifft.
Doch sie beginnt wie eine ganz normale Grippe, ich denke, dann kann man immer noch messen und, wenn es denn sein muss, antibiotisch reagieren.

* Dieser moderne Zuckerbelastungstest
„Oraler Glukosetoleranztest":
Da ich glaube, dass es wieder einmal in erster Linie die Pharmafirmen, sowie die Ärzteschaften sind, die von dieser Tortur profitieren, habe ich mich ganz klar dagegen entschieden. Ich finde es für eine Schwangere nicht zuträglich, stundenlang nichts essen zu dürfen. Ich habe gelernt, dass bei Hungergefühl der Mutter gefährliche Hormone ausgestoßen werden, die Ketone heißen. Sie können dem Fötus schaden und zu schweren Missbildungen führen.

*Organscreening: eine kostspielige erweiterte Ultraschalluntersuchung des Ungeborenen über die Bauchdecke der Mutter; wird auf Wunsch der Eltern in der 2. Schwangerschaftshälfte (zwischen 20. und 24. Schwangerschaftswoche) vom Frauenarzt durchgeführt. Dabei können viele schwerwiegende Fehlbildungen diagnostiziert werden.

*

Was ist es denn?

12. Oktober 2011

Heute dürfen wir wieder zur Mutter-Kind-Pass-Untersuchung. Ich bin schon sehr gespannt, ob der Doc uns heute sagen kann, ob wir einen Jungen oder ein Mädchen erwarten. Ich gebe zu, diesmal fehlt mir jegliche Eingebung, ich habe absolut keinen Schimmer, was es sein könnte.

Mein Gynäkologe hat angeblich sehr feine Apparate, er erklärt uns, dieses 4D-Ultraschall hätte ihm ein Vermögen gekostet. Nicht dass er es gebraucht hätte, aber ihn fasziniere nun mal diese Technik.

Was ich bei meinem Frauenarzt so besonders schätze ist unter Erfahrung und Humor seine Ehrlichkeit. Er macht nicht auf „Ich bin der Doktor und ich weiß alles besser als Sie!" Er rühmt sich bloß für die feinsten Nadeln im ganzen Bezirk und das mit Recht. Auch liebt er es, Blut abzunehmen. Aber das wundert nicht, macht er es doch so, dass man so gut wie gar nichts davon bemerkt. Er ist wirklich ein sehr geschickter Mann, denke ich mir immer.

Ein faszinierender Mann. Das finden, wie ich bemerkt habe, viele Frauen. Ich glaube, das ist das Los der „Höhlenforscher". Viele Frauen bauen da einen richtigen persönlichen Bezug auf. Vielleicht, weil sie zuhause nicht so eingängig betrachtet werden, oder die Aufmerksamkeit von ihren eigenen Männern nicht bekommen.

Vielleicht ist das überhaupt der Grund, warum die Wartezimmer der meisten Ärzte überfüllt sind. Wer weiß?

Nun schiebe ich mich wieder auf den Untersuchungsstuhl und lege sofort los: „Ich bin nun in der 17. Woche Sie verraten mir also heute endlich das Geschlecht?!"

Er schmunzelt, während er das Gleitgel aus der Tube auf den Ultraschallkopf drückt. Ich finde es sehr nett, wie er mit meiner beharrlichen Neugierde umgeht. Er legt den Kopf schief, presst seine Lippen aufeinander und mir entgehen seine Zweifel nicht, da er sich auch heute dieser Forderung nachzukommen nicht so ganz imstande sehen dürfte. Das nehme ich zwar zur Kenntnis, bin jedoch entschlossen, es nicht einfach so hinzunehmen.

So taxiere ich seine ratlose Geste mit einem unfreundlichen Brummen, um ihn schon einmal vorzubereiten:
„Sie werden einfach ganz genau schauen, und dann werden wir es schon herausfinden, ok?!"
„Nein, ich glaube nicht, dafür ist es noch um eine Woche zu früh!"

„Ist es nicht, das spüre ich", bemerke ich vorlaut. Er lacht.
Der Monitor über mir schaltet sich ein. Wie immer klopft mein Herz aufgeregt. Auch mein Mann steht neben mir und hält meine Hand. Das tut er irgendwie immer, wenn er mit zum Arzt geht.
Ich finde das sehr lieb. Und gleichzeitig muss ich immer an die vielen Frauen denken, die so eine Verbindung nicht kennen. Die immer allein zu den Vorsorgeuntersuchungen gehen und dem Mann dann zuhause die Ultraschallbilder oder das Video zeigen. Diese Männer haben keine Ahnung, was sie verpassen. Mein Mann würde sich das jedenfalls nicht entgehen lassen wollen.

Auf dem Bildschirm das bekannte Dreieck. Ich erkenne den Sektor meiner Gebärmutter, das Fenster zu meinem Kind. Der liebe Doktor fängt sogleich im unteren Bereich des Kindes zu schallen an.
Und, ich triumphiere, denn ein steil aufgerichteter Phallus

zwischen den Beinen meines Jungen lässt sich nicht leugnen: „Ja, was sehn wir denn da? Erzählen sie mir jetzt bitte nicht, das sei die Nabelschnur, he!?" Erwartungsvoll blicke ich ihn an.

Er muss es zugeben, damit hatte er nicht gerechnet. „Hat er eine Erektion, kann das sein?", frage ich, während ich über das dominante Gemächt meines Jüngsten staunen muss.

Und wir staunen alle irgendwie. Doc meint, dass er es sich schon vorstellen könnte. „Er dürfte sich pudelwohl fühlen, so wie das aussieht!", bemerkte er freudestrahlend.

Und dies dürfte stimmen, denn auch die anderen Organen scheinen sich bestens zu entwickeln. Mein Mann interessiert sich da vor allem wieder besonders für die Herzklappen, und dieses Loch....ich verstehe davon wenig und lasse die beiden Herren dann in Ruhe fachsimpeln. Immer dasselbe. Währenddessen schwelge ich in meinem Schwangerschaftstaumel da oben auf diesem besonderen Thron in berühmter Steinschnittlagerung. Und beobachte meinen Zwerg. Ein Zappelbär, wie sein Bruder. Es scheint, er hält keine Sekunde still.

„Vielleicht wird er ja ein Athlet?", verkündet der gutgelaunte Arzt: „Die Größe dafür dürfte er auch bekommen!"

Vielleicht spüre ich ihn auch deswegen schon so früh. Bei jedem Kind spürt man das früher. Auch diese Binsenweisheit stimmt bei mir. Bereits in der 13. Woche nahm ich diese ganz eigentümlichen Schmetterlingsflügelschläge in meiner Gebärmutter wahr.

Die Frauen in meiner Familie können darüber natürlich schon wieder nur lachen.

„So früh, geh hör auf, das gibt's doch gar nicht!"

Ich bekomme meine viertes Kind, wieso sollte ich mir Kindsbewegungen einbilden?

Zum Glück hat Lucia bestätigt,   dass es sehr feinfühligen Frauen möglich ist, ihr Kind schon so bald wahrzunehmen. Na also!

Ich wusste es, wieder ein großes Kind!

Das hab ich immer gesagt. Ich erklärte meinem Mann schon vor ein paar Jahren, dass jedes Kind (bei mir zumindest, das fühlte ich im Bauch) wesentlich schwerer wiegen würde, als das vorherige.

Nun, ich behielt einmal mehr Recht. Obwohl laut meiner

Berechnungen hätte dieses Kind zum Geburtstermin knapp über 4 Kilogramm. Das muss nun aber auch wirklich nicht sein.

Irgendwo habe ich einmal gelesen, dass kein Arzt, kein Apparat, keine Hebamme beim Schätzen des Gewichtes des Bauchzwerges so dicht rankommen würde, wie die werdende Mutter selbst.

Wie auch immer, ich schwebe auf Wolken!
Hurra! Wir wissen nun, dass unser viertes Kind ein Junge ist! Zwei Pärchen haben wir dann. Damit hatte ich nicht gerechnet, dominieren doch in unseren Familien eher die weiblichen Nachkommen.

Ich bin so froh, dass alles bestens verläuft. Die Zeit verfliegt nur so. Es stimmt, mit jedem Kind merkt man, wie schnell die Zeit vergeht.

*

Alltag einer werdenden Vierfach-Mutter

...und wie die Dinge sich verändern.
Auch der Umgang mit meinen Schwangerschaften ist ungezwungener geworden. Einerseits. Andererseits kann mich nichts mehr nerven, als meine beiden Kleineren, wenn sie lauthals durchs Haus schreien und poltern.

Meine beiden Wilden, sag ich zu ihnen. Die halten uns ganz schön auf Trab. Ein Mittagsschläfchen, wie ich es bei den anderen gehalten hatte, ist kaum drin. Ich falle am Abend ins Bett und schlafe wie ein Stein. Nicht mal an meine Träume erinnere ich mich.
Und um 6 Uhr morgens geht's schon los mit Trara! Keine Schonfrist!
„Lasst uns doch erst mal aufwachen, bitte!"

Keine Chance. Sie haben Hunger, wollen etwas haben, suchen ein Spielzeug, streiten um dieses und jenes.

Ach, wie wird das alles werden, wenn das Baby mal da ist? Lieber Gott, ich kann gut deine Hilfe brauchen!

Die Abende wären ruhig, wenn da nicht meine Große meistens erst munter werden würde, die groggy von der Schule den ganzen Nachmittag in ihrem Zimmer abhängt. Und dann geht das los: „Mama, ich muss noch soo viel für die Schule machen!" Dies klingt jedoch wie ein Vorwurf an mich.

„Was kann ich für dich tun?" frage ich.
„Keine Ahnung! Ich bin so müde und muss auch die Hausübung von vorgestern noch fertig machen. Außerdem haben wir morgen Lateinwiederholung. Ich bleib zuhause!"
„Nein, das wirst du sicherlich nicht! Dann wirst du halt eine Nachtschicht einlegen müssen!"
Frecher Kommentar: „Das werd ich sicher nicht! Ich bin zu müde. Ich geh schlafen, siehst du eh, ob ich morgen aufstehe oder nicht!"

Unglaublich! Ich spüre das Adrenalin in meinen Adern, pffff, ärgere mich maßlos, dass ich dieses Kind so liberal und herzlich und offen erzogen habe. Manchmal juckt's mich in der Hand, wenn sie so am berühmt-berüchtigten „Watschenbaum" rüttelt. Doch ich kann mich zurückhalten. Noch!

Da kommen sofort die Hiebe meines Vaters in mein Bewusstsein. Die saßen, überhaupt kein Zweifel. Eine Ohrfeige wäre ja schon ausreichend gewesen. Doch die Schläge trafen mich mit so einer Wucht, dass ich meistens am Boden landete.
Mir ist heute klar, dass er nicht anders konnte, denn seine Kindheit war geprägt von Gewalt. Mir wurde erzählt, statt was Gescheites zu Essen bekam der arme Junge in Zeiten des zweiten Weltkrieges von seiner alleinerziehenden, überforderten Mutter täglich seine Schläge. Und eine Psychotherapie vor 30 Jahren? Gab es das überhaupt schon in unseren breiten? Und wenn ja, dann machten das ja nur die „gestörten Psychos".

Es war nicht oft gewesen, dass er Hand an mich legte, und auch nur dann, wenn meine Mutter außer Haus war. Aber dies genügte schon. Wusste ich vor allem meistens gar nicht, warum. Ich erinnere mich nicht mehr gut daran, doch eines weiß ich sicher: mein Vater hatte gelacht dabei.

Vor diesem „Programm" in mir habe ich Angst. Niemals dürfte mir derart die Hand ausrutschen. Ich würde mir das niemals verzeihen.

Warum kam sie mit diesen Angelegenheiten nicht am Tag?

Um zehn bin ich vollkommen erledigt, ich will dann nur noch ins Bett. Manchmal läuft sie mir noch bis dahin nach und fragt mich was in Latein.

Ich habe keinen Schimmer von Latein. Warum fragt sie für diese Dinge nicht ihren Vater? Der hat doch in Latein (in der Elitetruppe) maturiert? Wozu hat sie ein Handy?

Ach ja, eh ich es vergesse: ich habe mich von meiner schönen und üppigen Haarpracht getrennt. Zumindest von der Hälfte der Länge. Nun sind sie schulterlang. Lang genug in meinem Zustand!

An einem Sonntag Vormittag, nach der einwöchigen Haarpflege-Session hatte Margo genug von dieser anstrengenden Prozedur. Der Aufwand steht einfach im Moment nicht dafür. Was nutzte mir, dass alle meine Haare bewunderten, in diesen kräftezehrenden Monaten? Da war es doch besser, ich sparte die Kraft für Wichtigeres.

Meine Schönheit ist zu aktuellem Zeitpunkt irgendwo auf Nummer 73 in meiner Prioritätenliste. Außerdem war ich ohnehin nun ein, zwei Jahre mit meinem Baby beschäftigt, wozu brauchte ich eine Löwenmähne?

Überhaupt kenne ich das ja schon. Wenn erst einmal das Kind da ist, ist man als Mutter bestenfalls zweitrangig. Da würde ich doch viel lieber auf die unkomplizierte Weise schnell mal unter der Dusche durchlaufen...aus basta!

Spontan erklärte ich meinem Mann: „Es reicht jetzt, die müssen weg!" schnappte mir die Stoffschere aus der Küchenlade und schnell entschlossen marschierte ich aufs Klo, um mir vor dem Spiegel meinen fast halbmeterlangen Zopf zu schnappen. Ich biss die Zähne zusammen und nach mehrmaligem schnipp schnapp waren die Haare ab. So schnell ging das. OH...zu spät. Gut so.

Ich war sicherlich keine Minute weg, kam zu meinem ungläubigen Gatten ins Wohnzimmer, hielt ihm meinen Skalp (oder zumindest einen Teil davon) vor die Nase. „So, erledigt!"

Mein Mann staunte Bauklötze: „Du hast das jetzt wirklich gemacht?!"

Er kennt mich leider immer noch nicht gut genug, um zu wissen, dass ich manchmal wahnsinnige Ideen habe und diese auch sehr häufig realisiere.

Und es war die richtige Entscheidung.

Ich habe einmal von einem buddhistischen Mönch gehört, dass das Haar Informationen speichert. Wenn ich davon ausging, dass dies stimmte, dann schleppte ich immer noch Zeug mit mir herum, das zehn Jahre und länger darauf gespeichert war.

Unter diesem Aspekt fiel eine Trennung nicht schwer. Mit den Jahren hat sich doch ganz schön viel Mist angehäuft.

Mir ist jetzt wirklich viel leichter. Auch seelisch. Kaum zu glauben, aber es dürfte etwas an dieser Mönchstheorie dran sein. Nun konnte ich von Altlasten befreit in ein neues Zeitalter schreiten.

Apropos: seit einigen Tagen befinde ich mich in meinem 40. Lebensjahr. In einem Jahr werde ich 40 sein. Aber ehe dieser denkwürdige Tag kommt, gebäre ich noch mein Kind.

*

Plazentabeerdigung

26. Oktober 2011

Heute war Lucia da. Da so richtig schönes Herbstwetter war gingen wir im Garten spazieren. Ich zeigte ihr die Ulme von Maria. Sie ist zusammen mit uns übersiedelt, denn es ist Marias Lebensbaum. Außerdem befindet sich ihre Plazenta in den Wurzeln des Baumes.

Im Zuge ihrer Segnungsfeier, die bei uns im Garten stattfand, wurde der blutige Klumpen samt Nabelschnur (,bisher im Tiefkühlschrank frischgehalten) feierlich in das Erdloch für die kleine Ulme gelegt. Darauf wurde dann das zierliche Bäumchen gesetzt und eingegraben. Ich finde, das ist ein wunderschönes Ritual, so lebt ein Teil von meiner Tochter in dem schönen Baum sichtbar weiter. Und er ist auch wie Maria geworden. Er wächst zaghaft und zierlich, bietet jährlich eine schier unendliche Fülle an kleinen Trieben, von fern betrachtet unterschätzt man diesen Baum. Kommt man in seine Nähe ist man überwältigt vom verspielten Wuchs der vielen kleinen Äste und Blätter. Ich weiß, diese Ulme wird einmal ein besonders schöner Baum werden. Eines Tages wird er seine Pracht entfalten und ein magischer Blickfang in unserem Garten sein.

Mit Plazentas kann man eine Menge anstellen, das wusste ich bereits.

Mir war auch bekannt, dass man aus der Nabelschnur homöopathische Globuli (Plazentanosoden genannt) ganz speziell für das Kind herstellen lassen konnte.

Bei vielen Völkern unserer Erde, beispielsweise Australier, Afrikaner oder Chinesen steht der Mutterkuchen für den „Zwilling des Kindes", für ihn gibt es gar eine richtige Bestattungszeremonie.

Auch Lucia kannte viele „Rezepte", in denen man den reichhaltigen Mutterkuchen nachgeburtlich verwerten konnte. Daraus lässt sich zum Beispiel Pulver herstellen, womit man angeblich eine Vielzahl an Krankheiten heilen kann. Außerdem hat sie selbst schon ein paarmal einen „Plazentashake" hergestellt. Mit Früchten und

Joghurt werden dabei Plazentastücke in einem Shaker püriert. Das wäre eine absolute Energiebombe, die die Milchbildung fördert, den Eisenmangel im Wochenbett reduziert, sowie die Rückbildung unterstützt. Zudem würde es gar nicht so schlecht schmecken.

„Ein bisschen wie Leber", erklärte sie. Ich weiß nicht...

Dennoch frage ich mich, warum uns eigentlich so graust vor diesem Organ? In so vielen Kosmetika finden sich Inhaltsstoffe des Mutterkuchens, das weiß ich aus einem Kosmetikseminar vor 20 Jahren. Wir feinen Damen klatschen uns mit der rosenbedufteten Gesichtscreme auch einen Teil des Mutterkuchens fremder Leute in die Visage. Und obwohl ich das weiß, meldet sich in mir ein Widerstand bei der Vorstellung, meine eigene zu essen.

Mal sehen, vielleicht klappt es ja bei diesem Kind und ich überwinde mich.

„Und wo hast du die Plazenta von Samuel vergraben?" Lucia ist neugierig.

Ach ja, da fällt mir ein, huch, die ist noch immer im Tiefkühlschrank! Die hatten wir völlig vergessen. Dabei steht seine Tanne bereits seit einem Jahr in unserem Garten.

Lucia erklärt nun, dass es wichtig sei, diese Plazenta noch vor der Geburt meines vierten Kindes zu beerdigen. Man sagt, „das Nächste" kommt besser zur Welt, wenn beim Letzten alles abgeschlossen ist.

Martin und ich haben beschlossen, dies ganz schnell in den nächsten Tagen nach zu holen. Ich bin zwar nicht abergläubisch, wir wollen jedoch nichts herausfordern.

*

DIE KOMMUNIKATION
MIT DEM BABY

Die aller wichtigste Vorbereitung auf den entscheidenden Tag ist eine gute Verbindung zum Ungeborenen aufzubauen. Meine Hebamme betont dies immer ganz besonders. So erzählte sie mir, sie würde bei der Geburt ganz genau merken, wo eine feste Beziehung bereits in der Schwangerschaft bestand. Und ich selbst habe es zweifellos nicht anders erfahren, ergriff doch mein Sterngucker letzten Endes noch die Initiative (Auftreten der Fruchtblase), wo ich bereits kapituliert hatte. Er wusste genau, worum es ging, so scheint es, und hat es dann am Ende eingesehen.

Man kann sehr wohl mit dem Bauchzwerg reden und sollte sich nicht davor scheuen, dies ausgiebig zu tun. Laut oder still, egal. „Schicke dem Kind gute Gedanken. Erzähle ihm von deinen Wünschen rund um seine Geburt. Bitte es, mit dir zu arbeiten. Erkläre ihm, wie es dir helfen kann!"

Ganz gut tut es dem Kind, wenn es vermittelt bekommt, dass es erwünscht ist, geliebt wird und hier draußen sehnsuchtsvoll erwartet wird. Dass man es liebt und schützt.

Selbstverständlich sind nicht alle Kinder gleich kooperativ und kommunikativ. Es kommt schon auch auf seine Persönlichkeit an. Jedes hat von Anfang an ganz eindeutig bereits seinen „eigenen Kopf". Man kann bei genauem Hineinspüren oft schon ziemlich gut erkennen, um was für einen Menschen es sich handelt.

Bei diesem Buzi da in meinem Bauch handelt es sich um ein besonders geselliges Wesen. Aufgeweckt und munter. Schläft er überhaupt? Sehr verspielt! Er soll ja ein Fisch im Sternzeichen werden, das würde wirklich passen. Allerdings hoffe ich ja nicht, dass er so nah zum Termin hinkommt. Er ist ja jetzt schon ein ziemlicher Kerl. Das spüre ich.

Jedenfalls ist Jonathan besonders neugierig. Am Abend, wenn ich ganz entspannt vor dem Kaminfeuer liege und mich mit meinem runden Bauch beschäftige, müssen wir oft herzhaft lachen.

Wir haben herausgefunden, dass unser Sohn auf Spielsachen besonders reagiert. Maria hat so ein kleines Püppchen auf einem breiten Sockel, welches beim Anstupsen mit dem Kopf wackelt.
Ähnlich dieser Dackelhunde, die man früher häufig auf den Hutablagen in Autos sah. Ja genau, die mit dem dämlichen Kopfgewackle.
Mit diesem Püppchen spielt mein Bauchzwerg. Ich stelle es auf eine x-beliebige Position meiner Riesenkugel und es dauert keine 10 Sekunden, da wird es schon von innen mit einem gezielten Tritt einfach hinunter gestupst. Egal, wo ich es hinstelle! So etwas haben wir noch nie erlebt. Auch seine Geschwister haben mit diesem Spiel einen Heidenspaß. Ein schönes Gefühl als Mutter, zu erleben, dass auch die älteren Kinder sich auf den Nachwuchs einstellen und freuen. Auch sie gehen bereits eine aktive Beziehung mit dem Kleinsten ein.

Auffallend ist, dass das Ungeborene bei jedem Menschen anders „antwortet". Bei manchen reagiert es stumm. Aus irgendeinem Grund tut es nichts, wenn z.B. Tante Herta anklopft. Es kennt sie nicht, traut ihr nicht, oder mag sie schlicht und ergreifend nicht.
Die Antwort auf die Hand seiner großen Schwester fällt immer gleich aus: Prompt kommt ein Stups, als würde es sie necken.

Bei bestimmten Stimmen beginnt es zu hüpfen, auf andere schlägt es zarte Purzelbäume.
Bei manchen Liedern lauscht es, liegt ganz ruhig. Bei anderen wiederum tanzt es leicht mit, bei Walmusik windet es sich ganz behutsam wie ein Fischlein hin und her.
Bei sehr lauter rockiger Musik strampelt es und tritt. Manchmal weiß ich ganz deutlich, wenn der Kleine eine Abneigung hat. Dann sind das „grantige Tritte", als würde er schimpfen: „Dreh sofort ab! Da ist ja ekelhaft!"

Ich kann leider Frauen nicht verstehen, die sich, obwohl sie die Wahl für eine Auszeit hätten, bis zur Geburt mit Arbeit zu dröhnen lassen. So versäumen sie doch diese wunderschöne, ungeheuer wichtige Interaktion mit ihrem Kind, die ich, wie gesagt, zur besonders wertvollen Geburtsvorbereitung zähle.

Kein Wunder auch, wenn solche Mütter weiterhin dann den unpersönlichen Weg gehen und das Kind von Fremden aus dem Bauch holen lassen. Es fehlt einfach etwas. Eine gewisse Nähe und Vertrauen.

*

„The worst case"

10. Februar 2012

Das war heute wieder ein Tag! Wir besuchten das städtische Krankenhaus, um zum ersten einen Blick auf die Geburtenstation zu riskieren, für den schlimmsten aller Fälle, falls ein Notfall eintritt.
Andererseits mittels Ultraschall einen Blick auf unser Kind zu werfen. Ich erteilte mir selbst den Auftrag, beharrlich bei mir und meinen Entscheidungen zu bleiben. Außerdem habe ich über dieses Haus nicht unbedingt die besten Geschichten gehört. Ich würde versuchen, die ein klein wenig aufzurütteln, wenn schon sonst nichts.
Danach einfach wieder gehen und im schlimmsten Fall nicht wieder kommen. Vielleicht aber waren die gar nicht übel, vielleicht gab's bloß Kommunikationsprobleme bei den anderen Frauen. Wer weiß?

Es war nach 10 Uhr. Wir meldeten uns bei der Rezeption an, dann ging's ab in die ambulante Aufnahme. Erst mal die formellen Dinge regeln.

„Sind Sie das erste Mal bei uns? Wann ist Entbindungstermin? Wer ist Ihr Frauenarzt?

44

Hier bekommen Sie einen Bogen mit Klebeetiketten wo Ihr Name draufsteht, die nehmen Sie jetzt bitte immer zu den CTG-Terminen mit!"

Ich nahm den Bogen mit 9 Schildern entgegen. „Na, so viele werde ich aber doch nicht brauchen!"
„Das passt schon, die werden dann auch gleich zur Geburt verwendet."
„Aber ich bleibe doch bei der Geburt zu Hause!"
„Ja, schauen wir mal, das werden Sie ja noch sehen! Sie wissen, wo sie hinmüssen?!"

‚Ja, das werden wir sehen', meldet sich eine trotzige Stimme in meinem Inneren.

Angekommen auf der Abteilung hieß es warten. Eine junge Frau mit kleinem Babybauch und vielen Piercings im Gesicht saß vor ihrem Handy und tipselte vor sich hin. Dann kam ein junger Mann, brachte ihr eine Cola. Sie entriss ihm ganz gierig die Dose, mit einem Klack öffnete sie diese und schüttete das Koffein in sich hinein.
Ich hatte jetzt auch ziemlichen Durst bekommen. Meine Mineralwasserflasche, mit der ich ständig herumlief, war leer. Mein Schatz ging und holte mir Wasser. Währenddessen fing ich an, mit der Frau zu plaudern. „Ja, stimmt, diese trockene Luft hier kann nicht gesund sein."
Sie beschwerte sich über die lange Warterei. „Was machen die da drinnen eigentlich? Machen da Kaffeepause, glauben wohl, wir hätten sonst nichts zu tun! Dabei sind die Sessel hier urunbequem!"

Auch da musste ich ihr Recht geben.
„Ist es ihr erstes?" Die Frage kam von ihr.
„Nein, mein viertes!"
„Pfff, na bravo! Wie hält man das denn aus? Ich hab bis jetzt nur eins, in vier Wochen ist der Termin fürs Zweite…aber dann ist Schluss mit lustig! Gell, Schnucki!?"

Als die Schwester rauskam, gab ich ihr meinen Mutter-Kind Pass und erklärte, dass ich eigentlich nur schnell ein CTG und einen Schall machen möchte, um zu sehen, ob alles passt.

Die Blutabnahme und diese Untersuchungen können wir auslassen.

„Das wird der Herr Doktor entscheiden!"

Aha, wird er das?

„Nein, das glaube ich nicht. DAS werde ICH entscheiden!"

Ich erntete mit meiner Aussage einen strengen Blick. Überhaupt schien es so, als schaute sie mir nun das erste Mal richtig in die Augen. Hab ich sie aufgeweckt? Mein bestimmter Blick hielt ihrem stand, was sie verunsichert haben dürfte. Sie verschwand wieder in das Untersuchungszimmer.

Obwohl die junge Dame mit den Piercings vor mir da war, wurde zwei Minuten später ich aufgerufen. Sogar eine zweite Schwester erschien im Türrahmen. Ich spürte, wie ich gemustert wurde.

Ist es denn wirklich möglich, dass es hier so etwas Außergewöhnliches ist, wenn eine Frau mal widerspricht?

Ich gebe zu, es ist mir in diesem Fall völlig egal gewesen, was die von mir dachten. Dieses Krankenhaus käme für mich ohnehin niemals in Frage. Eine zu hohe Sectio-Rate ist der Hauptgrund. Und außerdem zeugten die unbequemen Plastiksitze davon, dass hier der Komfort für Schwangere keine Priorität haben dürfte.

Und die Organisation stimmt auch nicht, da sie mich der Colafrau vorzogen, die ebenso hochschwanger war wie ich. Eine Frechheit eigentlich!

„Was ist mit der jungen Dame? Sie war doch vor mir da?", erklärte ich den beiden.

Sie winkten ab und meinten: „Ja, die kommt eh auch gleich dran."

Im Untersuchungszimmer angekommen gab man mir einen Becher in die Hand. Ich ging damit aufs Klo und pinkelte rein.

Ein paar Fragen wurden mir gestellt.

Warum ich denn keine Blutuntersuchung machen will? Ob ich Beschwerden hätte? Warum ich eine Hausgeburt machen wollte...

Ich durfte mich auf ein Bett mit hoher Lehne setzen. „Nun schreiben wir mal ein CTG." Das kenne ich ja bereits gut. Die beiden Damen waren sehr bemüht, fragten mich, ob sie mir noch Pölster bringen sollten, ob ich denn eh bequem liegen würde. Eigentlich waren sie ganz nett.

Diesmal war anders, dass ich den Wehenschreiberkopf selbst in der Hand halten musste. Ich kannte das doch mit diesem elastischen Baumwollgurt, den ich mir dann immer mit nach Hause nehmen durfte und der mir schon lange gute Dienste erweist, wenn ich es besonders warm um meine Nieren haben will.

Den Frauen in Krankenhaustracht teilte ich dies mit. Die Ältere erklärte, ja meistens hätten sie eh so etwas, aber momentan hätten sie nichts da.

Das Gerät wurde mit Gleitgel eingeschmiert und die richtige Stelle gesucht. Nun sollte ich selbst das Gerät an meinem Bauch festhalten. „Geht's so?"

Ja, warum denn nicht?

Aber ich gebe zu, zwanzig Minuten in dieser Stellung, möglichst still zu halten, war dann doch eine Herausforderung.

Einmal verrutschte mir dieses flutschige Ding und sogleich erschien eine sonderbare Kurve auf dem Herztonschreiber, die sich natürlich erst wieder stabilisierte, nachdem wir den Empfänger wieder korrekt platziert hatten.

Ich machte mir darüber keinen Kopf mehr, bloß regte ich bei den Damen an, vielleicht in Zukunft doch wieder solche Stoffschläuche zu verwenden.

Nachdem wir fertig waren, wurde ich 15 Minuten später zum Ultraschall in ein anderes Zimmer gebracht.

Eindeutig ein gynäkologischer Raum. Sehr gut am Höhlenforscherstuhl zu erkennen.

Wir mussten ein wenig warten. Ich nehme an, der Doc musste eben noch schnell ein Kind aus einem Bauch schneiden.

Dann huschte er herein, der gute Mann in weiß. Braungebrannt, sportlich und mit Stoppeln im Gesicht. Der weiße Mantel im lässigen Open-Look. Er schwang sich auf den wendigen Drehsessel und nahm sich meine Akten vor.

Nun murmelte er so halblaut vor sich hin: „Aha, kein Abstrich, keine Laboruntersuchung, Hausgeburt...mhm, haben sie denn eine erfahrene Hebamme?"

Er wies mich auf den Untersuchungsstuhl. Ich setzte mich erst drauf, dann legte ich meinen Oberkörper zurück auf die halberhöhte Liege. Meine Beine baumelten hinunter. Er rutschte mit seinem lustigen Sessel zu mir her und blieb abrupt stehen, als er meine, für ihn offenbar untypische, wie eigenwillige Haltung bemerkte. Er hielt inne und starrte mir mit einem großen Fragezeichen ins Gesicht.

„Bitte machen sie sich unten frei und legen sie ihre Füße in die Halterungen."
Noch einmal erklärte ich, dass ich keinen Wert auf eine vaginale Untersuchung legte, denn ich hatte einen eigenen Frauenarzt, der das machte.
„Ich möchte bitte bloß einen Ultraschall, weil ich sehen möchte, wie mein Sohn liegt!"
„Nicht einmal eine Muttermundsdiagnose? Na bitte, wie Sie wollen!" Seine Handschuhe zog er wieder aus.

Nun steuerte er mit dem Fußpedal die Lehne des Stuhles. Ich kippte langsam zurück. Und zurück und zurück...
„He, Moment mal bitte! Nicht soo weit zurück! Ich krieg ja keine Luft mehr!" Mein schwerer Bauch drückte bedrohlich auf mein Zwerchfell.

Er: „Na sie sind aber empfindlich! Darüber hat sich auch noch keine beschwert!"
„Schon mal was vom Vena-Cava-Syndrom gehört? Man lässt keine Hochschwangere wie einen Käfer am Rücken flach liegen, schon gar nicht mit erhobenem Unterleib!"
Er: „Na, das geht halt nicht anders, da sie ja die „Steinschnittlage" verweigern, muss ich sie so platzieren!"
„Ach Quatsch! Das glaube ich nicht. Stellen sie die Liege nun bitte wieder etwas zurück. Danke!"

Er ergab sich wiederwillig. Ich lag immer noch außerordentlich unbequem. "UFF!"

Die geschätzten Daten meines Babys: 3850g, 54cm, 34cm Kopfumfang.

Er: „Und sie sind ganz sicher, dass sie bei so einem großen Kind eine Hausgeburt machen wollen?"

„Ich bekomme bereits mein viertes Kind, ich weiß, dass ich es kann und dass ich bei meiner Hebamme bestens aufgehoben bin."

Er: „Na, sie sind aber sehr abenteuerlustig. Wie Sie meinen!"

Er bringt mich wieder in sitzende Position.

„Ok, ich schau mir nur noch mal das CTG an...aha...naja...hm...naja...da ist schon etwas. Schauen Sie mal her!"

Er rutschte mit dem Hocker und dem Diagramm zu mir rüber. „Sehen Sie, hier bei 7 Minuten ist eine starke Unregelmäßigkeit in den Herztönen zu erkennen, die gefällt mir nicht. Da müssen Sie am Abend noch einmal vorbei kommen, das müssen wir noch einmal anschauen. Jetzt hab ich keine Zeit, ich muss in den OP. So um 17 Uhr. Ok? Passt!"

Nicht so zackig, Doc!!!

„Nein, das passt nicht!", erwiderte ich. „Mir ist vorhin der CTG Kopf verrutscht, ja, es dürfte sich ca. nach 7 Minuten ereignet haben."

Er: „Aber das weiß ich nicht sicher, oder?"

„Aber WIR wissen das!" Ich schaute hoch zu meinem Mann. Er nickte.

Der Weißkittel blickte ungläubig und ächzte kehlig.

„Ich muss Sie bitten, um 17 Uhr wieder hier her zu kommen! Ich muss auf Nummer Sicher gehen." Ok, er ist beharrlich.

„Ich schätze Ihre Gewissenhaftigkeit, und es ist wohl löblich, doch in diesem Fall hab ich doch eher das Gefühl, man will mir meine Hausgeburt abspenstig machen." Auch ich blieb entschlossen:

„Nein. Wir werden nicht noch einmal kommen! Es ist alles in Ordnung mit meinem Kind! Ich weiß das einfach!"

Er: „Und was, wenn sie sich irren? Wollen sie tatsächlich verantworten, wenn sich bei oder nach der Geburt eine Komplikation ergibt, die auf einem möglichen Herzfehler beruht? Wollen sie tatsächlich ihr Kind in Gefahr bringen?!" Sein Blick ist eine Mischung aus Vorwurf und Mitleid.

Was für untergriffige Fragen dieser Mann stellte! Natürlich wollte ich meinem Kind nicht schaden, um Himmels Willen! Warum glaubte er mir nicht, dass der Gurt verrutscht war?

Ein Konflikt in meinem Inneren machte sich breit. SCHEISSE! Wären wir bloß nicht hier her gekommen!

Er sieht meinen Mutter-Kind Pass noch einmal durch und plötzlich fragt er: „Wo sind denn eigentlich die Befunde für den Glukosetoleranztest ? Das Kind ist schon nicht klein, möchte ich sagen."

„Es sind keine da. Ich habe diesen Test nicht gemacht. Sowie auch keinen Combined , keine Amniozynthese und keine Nackenfaltenmessung . Weil ich gesund bin und mein Kind ist es auch. Punkt."

Er schüttelte den Kopf. Stand nun auf und verließ den Raum durch eine offene Tür. Wir warteten. Dahinter hörte ich leises Mauscheln und eine Frauenstimme.

Nun kam der Arzt wieder mit der weiblichen Stimme in Gestalt einer großen, breitschultrigen Frau im Schlepptau, die ihm jetzt wohl den Rücken stärken sollte.

Sie kam auf mich zu und legte gleich los: „Hören Sie, das ist wirklich nicht in Ordnung! Sie müssen später noch einmal wieder kommen und noch einmal ein CTG machen lassen! Da müssen Sie schon auf den Herrn Doktor hören. Wir wollen doch auf Nummer Sicher gehen! Sie wollen doch auch nicht, dass etwas ist, oder?

Vermutlich ist eh nichts, aber dann wissen Sie es mit Sicherheit und können sich entspannen! Dann steht auch der Hausgeburt nichts mehr im Wege... Kommen sie einfach noch einmal, es ist zu ihrem Besten!"

Wow, wie raffiniert die vorgingen!!! Nicht schlecht. Wieder einmal eine Situation, die mir zeigte, wie schwer es für eine werdende Mutter sein muss, ihre Bedürfnisse nach Selbstbestimmtheit durchzusetzen. Man bekommt unweigerlich ein schlechtes Gewissen bei diesen Dingen. Pfui Teufel!

Ich bemerkte, dass ich schlampig saß, richtete mich nach diesem kurzen missglückten Gehirnwaschprogramm auf und verkündete im Brustton der absoluten Überzeugung:
„Ich war entspannt, ehe ich hier her gekommen bin. Und es ist immer ein Risiko mit dabei, wenn man ein Kind kriegt. Ich glaube nicht an diese Panikmache im Krankenhaus!"

Sie: „Dann müssen sie uns das aber unterschreiben, dass sie die Untersuchung verweigern."
Natürlich war ich bereit dazu. Nur her mit diesem Wisch! Ich nickte selbstbewusst.

Die gnädige Frau Doktor begann nun, ein „Revers - Formular" zu suchen, fand aber keines.
Sie zu ihm: „Weißt du, wo die sind?"
Er: „Keine Ahnung, die brauchen wir hier nie." Mein Mann und ich wechseln amüsierte Blicke.
Aus einer anderen Abteilung wurde dann so etwas aufgetrieben und ich setzte meine Unterschrift darunter.

Mit einem guten Gefühl, dieses Haus verlassen zu können, verabschiedeten wir uns.

„Danke und auf Wiedersehen!"

Man wünschte mir nicht alles Gute. Schade eigentlich.

*

Nun, ich gebe zu, so tough bin ich nun auch nicht. In meinem Kopf lärmt es schon gewaltig, ob ich denn wirklich eine gute Mutter bin.

Natürlich ist es möglich, dass mein kleiner Schatz krank ist, doch ich fühle, dass er sich prächtig entwickelt hat. Ich möchte einfach nicht auch noch bangen müssen, dass etwas nicht stimmt.

Mein Mann erinnert mich nun auch noch einmal bei unserem Massageritual, dass er genau mitbekommen hatte, dass es nach 7 Minuten zu dieser Panne beim CTG gekommen ist. Ich halte an mich, und bin im Grunde absolut davon überzeugt, dass diese außergewöhnlichen Extrasystolen nicht vom Herzen meines kleinen Schatzes stammen.

Oh, ich freue mich schon so auf meinen Süßen!!!
Ich hoffe, ich habe heute keine Alpträume.
Gute Nacht!

*

HOCHSCHWANGER

14. Februar 2012

Ich kann nicht mehr. Ich will das alles nicht mehr. Dieser dicke Bauch, diese Tritte. Diese Stromschläge! Die sind diesmal wirklich extrem enervierend, das muss ich leider sagen. Was macht er da nur? Es fühlt sich an, als würde er mit spitzen Fingernägeln an meinem Muttermund herumzupfen. Mein lieber Himmel, KIND!

Das hält die Mama gar nicht gut aus. Es kommt so unerwartet und ist dann so ein Schreck, ich kann gar nicht anders, als jedesmal laut aufzuschreien. AUA! Weil ich mittlerweile weiß, dass er nicht so schnell damit aufhört, womit auch immer, wende ich mittlerweile eine Technik an, die ihn bremst. Ich drücke mit meinen Fingerspitzen tief, aber behutsam, in die Stelle gleich über meinem Schambein. Es scheint, er versteht mich. Die Stromschläge hören dann auf.

Die Nächte sind so mühsam. Ich weiß nicht mehr, wie ich mich platzieren soll. Das Umdrehen von einer Seite auf die andere ist eine Prozedur geworden, bei der ich auf der anderen Seite hellwach bin. Kaum liege ich halbwegs ok, merke ich, dass die Blase voll ist. Und schon muss ich mich wieder aus dem Bett hieven, um auf die Toilette zu gehen. Ich hoffe, es dauert nicht mehr lange...

*

FEHLALARM!

16. Februar 2012

Tatsächlich meinten wir gestern Abend, dass es losgehen würde. Nach 6 Stunden gut erträglicher Wehen in 2 – 5 Minutenabständen schien es meinem Mann angebracht, die Hebamme anzurufen. Ich bekam das Zittern, denn ich rechnete nun tatsächlich mit dem Ernstfall. Sie waren zwar noch nicht stark genug, die Wehen, aber dafür sehr regelmäßig. Da die Geburten bei jedem Kind anders verlaufen, konnte es ja sein, dass dieses sich ausnahmsweise mal gemächlicher auf den Weg machte.

Martin rief also Lucia an.

Diese packte sich auch sogleich zusammen und war nach einer Stunde bei uns. Als sie ankam, waren meine Wehen verschwunden. Ach, wie peinlich!

Ich schlenderte die Treppe ins Erdgeschoss runter. Mit einer schuldbewussten Grimasse begrüßte ich sie.

„Oh Lucia, du, es ist keine Wehe mehr gekommen, seit einer halben Stunde..."

Lucia stellte ihre Tasche trotzdem ab, zog sich die Jacke aus und erklärte: „Das macht nichts. Das kann schon sein, dass es wieder aufhört, dann war es eben ein kleiner Fehlalarm! So etwas kommt häufig vor bei Mehrgebärenden. Mach dir keinen Kopf. Trinken wir doch in Ruhe einen guten Tee miteinander und ich bleib erst mal da.

Lass dich mal anschauen!"

Ich fiel ihr in die Arme: „Ach Lucia! Ich bin jetzt sehr nervös geworden, weißt du?"

Meine Lieblingshebamme drückte mich behutsam und streichelte über meinen Bauch. Sie versteht es wirklich, mich zu beruhigen. Ich habe sie noch nie gestresst erlebt, noch nie grantig, in all den Jahren.

Klar, es gab Momente, wo ich nicht mehr spüren konnte, wie sehr ich sie liebe. Das waren die, wo sie mir während der Presswehen sagte, ich solle mich doch für ein paar Wehen hinlegen, mich in Seitenlage begeben.

Ich hasste es!!! Zutiefst! Auch wenn sie es mir erklärte, konnte sie mich nicht davon überzeugen, es für gut zu befinden. Ich hasse Geburt im Liegen. Ich kann mir beim besten Willen nicht vorstellen, wie die Frauen das früher ausgehalten haben.

Jenseits dieser Seitenlage-Sache war sie meine geliebte Hohepriesterin, der ich ansonsten blind vertraute.

Sie untersuchte mich nun auf der Wohnzimmercouch und der Befund war nicht zufriedenstellend für mich. Der Muttermund war weich, ein gutes Zeichen. Doch er war geschlossen. Obwohl, die „Nase" hatte sich schon ein wenig zurückgezogen, aber im Grunde nicht mehr.

„Wilde Wehen" nennt man das.

Mein Mann beschloss dennoch, den Geburtspool, wie geplant, vor dem Kamin aufzubauen. Und wenn es nur zum Trockentraining war. Keine schlechte Idee. Sarah und Lucia halfen ihm. Maria und Simon schliefen bereits.

Das musste ein witziges Bild abgeben: Ich lag mit Riesenbauch, brütend auf der Couch, während sich die Helferlein vor mir wie die Ameisen tummelten, Moosgummiplatten als weichen Untergrund zusammenfügten, den Pool aufbliesen. Sie hatten Spaß. Eindeutig. Es war schön zu sehen, dass meine Große so souverän mit dem Thema Geburt umging. Sie ist mein Kind, ich kenne sie ja gut genug, um zu bemerken, dass sie zwar ein wenig aufgeregt war, doch dabei völlig relaxt wirkte. In den letzten Monaten stellte sich irgendwann einmal die Frage nach dem „Dabeisein bei der Geburt".

Die erste Reaktion war total ablehnend: „Oh Gott, nein, wirklich nicht, Dankeschön!"

Gegen Ende der Schwangerschaft offerierte sie mir eines Abends überraschend, dass sie eventuell schon darüber nachdenken würde, aber nicht weiß, ob sie das auch aushält.

Sie hatte sich zu diesem Zeitpunkt bereits so in die Materie vertieft (ich habe sie angesteckt!), dass sie sogar im Gymnasium ein Referat über die „Natürliche Geburt" abhielt und dafür einen Römischen absahnte. Ich bin sehr stolz auf sie!

Ein Konflikt quälte sie. Einerseits wollte sie dabei sein, andererseits hatte sie Angst.

Wir haben jetzt eine Lösung gefunden. Meine Nichte Natascha hatte sich bereiterklärt, meine Doula zu sein, wenn es so soweit ist. Da auch Christa und Gerlinde sich als Unterstützung angeboten hatten, würde es wohl nicht so tragisch sein, wenn, im Falle des Falles, Natascha mit Sarah abhauen würde. Zum Shoppen oder Spazieren gehen.

Lucia hatte entschieden, die Nacht hier zu schlafen. Im Wohnzimmer auf der Couch. Sicher ist sicher.

„Wenn sich bis morgen nichts mehr tut, dann frühstücken wir noch in Ruhe miteinander und dann ziehe ich wieder von dannen, über den Berg, nach Hause! Macht gar nichts. Ich hab mir eh nichts vorgenommen."

So ist Lucia. Ein Engel in Menschengestalt.

Ich war irritiert, wartete gespannt. Machte mir insgeheim Vorwürfe, weil ich womöglich aus Angst die Wehen weg gebibbert habe.

Es wurde dann noch ein recht witziger Abend. Lucia erzählte ein paar Geburtsgeschichten, bei denen wir alle lachen mussten. Das half großartig, diese Spannung, die in der Luft lag, ein wenig zu lösen. Dennoch war ich immer noch nicht so ganz locker.

„Trink doch ein kleines Gläschen Wein, wirst sehen, das tut dir gut!"

Aber durfte ich das denn in meinem Zustand?

„Naja, man darf es halt nicht übertreiben...", war ihr Argument.

Wir lachten und kicherten vor Begeisterung, als sie von einer Gebärenden erzählte, die sich mit Alkohol die Wehen erleichterte. Sie kreiste während der Eröffnungswehen stets um den Küchentisch herum, darauf stand eine Flasche mit Wein und ein Glas. Irgendwann fiel Lucia auf, dass die Flasche sich fast geleert hatte. „Gegen ein Gläschen Wein hätte ich ja nichts einzuwenden gehabt, aber sie hatte es übertrieben!"
Es wurden immer mehr Gläschen und die Hebamme musste schimpfen. „Du willst doch nicht, dass dein Kind mit einem Schwipps zur Welt kommt! Jetzt musst du dich aber schon ein wenig zusammen nehmen!"

Viel lockerer gingen wir dann um Mitternacht zu Bett. Und schliefen gut...

In der Früh war alles beruhigt.
Wir frühstückten gemeinsam und ich war ein wenig traurig, weil mir bewusst wurde, dass wir gestern noch gedacht hatten, heute Morgen bereits ein Kind mehr in unserer Mitte bewundern zu können. Die Geburt wäre schon überstanden, und das Frühstück jetzt umso wohlschmeckender ausgefallen.

Simon suchte verzweifelt seine Brille. Eine Suchaktion startete. Wir alle, Hebamme eingeschlossen, waren im Einsatz. Vergeblich. Er musste heute ohne Sehhilfe in den Kindergarten.
Ich war verärgert, wo hatte er sie nur wieder hingelegt?
Warum sollte auch so ein kleiner Knirps mit vier Jahren schon eine Brille tragen müssen?

Bevor Lucia sich dann verabschiedete, halfen wir noch zusammen, und brachten die Couch wieder in Ordnung, worauf sie diese Nacht geschlafen hatte. Und siehe da! Was fanden wir zwischen den Pölstern? Eine kleine blaue Brille!
Wir mussten lachen, denn Lucia lag die ganze Zeit darauf und hatte es nicht bemerkt.

Nun ist sie wieder von dannen gezogen. Das hinterlässt einen stillen Frust.

Nun heißt es wieder warten. In meinem Unterleib regt sich keinerlei Kontraktion. Mein Kleiner im Bauch strampelt wieder fröhlich und beult meinen Ballon unförmig aus.

Ein Gefühl der Ambivalenz überkommt mich gerade. Ach, es ist so schön, das Baby noch im Bauch zu haben. Doch eigentlich will ich es endlich sehen, es knuddeln, die Geburtsarbeit hinter mich bringen. Ich sollte die paar Tage Schwangerschaft noch genießen. Immerhin würden sie die letzten meines Lebens sein.

Mein Mann ist bereits in Babyurlaub. Wir sind davon überzeugt, dass Jonathan sich früher auf den Weg machen wird. Der Termin ist der 3. März und Martin unterstützt mich seit Anfang Februar zuhause.

Nächte Woche kommt dann auch das erste Mal unser Familienhelferlein. Er heißt Walter. Die Vermittlerin vom Hilfswerk fragte mich vorsichtig, ob es denn auch ein Mann sein dürfe, der mir in Haushalt hilft.

Auch wenn ich es ungewöhnlich fand, konnte ich die Idee nur begrüßen. Wer weiß, dachte ich mir, was für eine penible Schreckschraube dann sonst womöglich in unser Haus käme. Mit Männern verstand ich mich immer schon besser. Ich willigte ein.

Ich nehme mir vor, auch hier ganz sorgsam auf meine innere Stimme zu hören. Wenn mich irgendetwas stört, werde ich es sofort sagen. Und ich werde auch keine falsche Scheu haben, diese Person wegzuschicken und jemand anderes anzufordern.

*

Ein neuer Mann im Haus

21. Februar 2012

Heute war er das erste Mal bei uns, der Nannerich! Ich muss ihn ja erst kennen lernen, aber er ist nett und scheint aufrichtig zu sein. Aufmerksam und hilfsbereit, sowie gewandt im Haushalt ist er auf jeden Fall. Keine Frau, die ich kenne, hätte mehr Umsicht an den Tag legen können.

Schade, dass er keine Kinder haben wird. Gleich in den ersten fünf Minuten unseres Kennenlernens offerierte er mir das, wartete auf mein „Warum?" und konnte sich endlich outen. „Weil ich vom anderen Ufer bin. Also schwul." Seine Augenbrauen zogen sich erwartungsvoll nach oben..."hast du eh kein Problem damit?"
„Aber nein, ich will dich ja nicht heiraten, du sollst mir ja nur helfen!"
Wir lachten beide. Langweilig wird es uns nicht werden miteinander, soviel ist sicher. Walter ist eine Plaudertasche.
Als ich ihm einen Kaffee anbot, stand er pflichtbewusst auf und erklärte: „DU legst dich jetzt ein wenig hin! Denn ICH bin jetzt der, der dich bedient. Nicht umgekehrt.
Und im Nu huschte er in unserer Küche herum, als würde er hier schon lange wohnen und werken.

Er kochte eine gute Gemüsesuppe. Richtig lecker.
„Sag mir, was soll ich morgen kochen?"
Ein befremdliches Gefühl. Aber ich könnte mich schon daran gewöhnen, glaube ich.

Ich habe meinem Diener für morgen ein Kartoffelgulasch zu kochen befohlen...wie seltsam...
Er macht das gut. Und ich glaube, er macht das auch wirklich gerne. Den behalten wir!

Ich bin froh, dass er vor der Geburt schon ein paar Tage kommt, so lernt er den Hausbrauch kennen, meine beiden Kindergartenmäuse können sich anfreunden und ich Vertrauen aufbauen. Wer weiß, vielleicht muss er ja auch mal mit mir aufs WC gehen oder solche Sachen...aber das wird dann schon mein Mann erledigen, der ja auch in den ersten Tagen da sein wird....das heißt, wenn alles so klappt, und wenn der Kleine dann jetzt bald rauskommt....

Der Pflegeurlaub dauert nämlich leider nur mehr bis zum 5. März. Was, wenn er nicht da sein kann? Ein bisschen ungut ist mir schon bei dem Gedanken. Eigentlich hatten wir gerechnet, dass er bereits geboren ist, unser Kleiner....

Doch ich gehe nicht so nah zum Termin hin, das passt nicht zu mir. Jeden Moment geht es los, auch wenn ich bislang davon noch nichts bemerken kann.
Ich trinke ja auch seit einer Woche ganz viel Himbeerblättertee mit Zimt und Nelken.

*

Geduldsprobe

1. März 2012

Ich will gar nicht mehr schwanger sein. Niemals mehr. Zum Glück hab ich ja bald 4 Kinder. Ich glaube, das ist genug. Der Nannerich hält mich bei Laune. Er erzählt mir von seinem schwulen Liebesleben. Huch, manchmal wird er ziemlich direkt und ein wenig geht es mir zu weit. Er geht bei seinen Schilderungen gelegentlich ziemlich drastisch ins Detail und für eine Hochschwangere ist das harter Tobak. Die meiste Zeit verbringe ich tagsüber in meinem wunderschönen Hängesessel und lasse mich bedienen. Und obwohl er „vom anderen Ufer" ist sieht er mich beinahe verliebt an, wie ich da so, in meiner hochschwangeren Pracht meinen Babybauch streichle und auf die lustigen Dellen, die ihn völlig verformen können, mit einem „Huch! Da! Schon wieder!", antworte. Nannerich ist dann völlig fasziniert und fragt schon mal, ob er mal spüren dürfte. Er darf. Ganz vorsichtig. Er wäre ein wunderbarer Papa!

Trotzdem hab ich genug von der Trächtigkeit.

Ich rufe Lucia an. Lucia meint: „Ja, ich glaub dir dass du nicht mehr willst, aber es kann nicht mehr lange dauern. Hab noch ein bisschen Geduld. Versuch dich noch auszurasten. Es kann ja jeden Moment losgehen, dann brauchst du die Kraft. Wirst sehen, alles wird gut!"

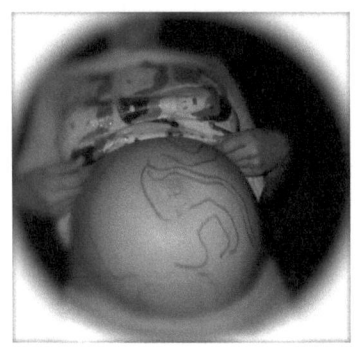

*

Endspurt

2. März 2012

Wir warten und warten und warten. Dieser Zustand kostet mich viel Kraft. Unser Familienhelfer Walter war die ganze Woche da. Heute ist Freitag. Er kocht. Gute Zucchinicremesuppe.
Die Zeit mit meinem Mann neigt sich dem Ende zu. Am Montag muss er wieder arbeiten.

Ich bin sehr traurig. Und entmutigt. Das letzte freie Wochenende meines Mannes steht vor der Tür. Morgen ist Geburtstermin! Und es tut sich nichts. Außer dass ich (habe ich es erwähnt?) nun wirklich nie mehr wieder schwanger sein möchte! Ich übertreibe nicht, wenn ich sage, ich habe meine Grenze erreicht...

Da, gerade wieder einer dieser Stromschläge von meinem Sohn! Ich schimpfe mit ihm. Und weise ihn mit meinen Händen sanft aber bestimmt in seine Schranken. „Hör auf damit!"

Mein Handy läutet. Der Versicherungsberater ruft an. Vor vier Wochen hatte ich meine Cranio-Sacral Therapeutin Helga besucht, damit sie mein Becken und mein Kind noch einmal auf den großen Tag vorbereitet. Ich parkte mein Auto vor ihrem Haus. Dieses liegt in einer dieser engen Altstadtgassen, die Krems zu bieten hat.

Ich komme, oder besser gesagt, schnaufe von meiner Behandlung zum Auto zurück und sehe nun: die rechte Seite meines Autos wurde irgendwie demoliert, unter dem Scheibenwischer ist ein Zettel eingeklemmt mit einer Telefonnummer. Bei der Polizei erfuhr ich dann, dass ein Bundesheerfahrschüler mit einem Bundesheer-LKW da irgendwie reingerutscht war. Zum Glück während meiner Abwesenheit.

Meine erste Aufregung legte sich nun, da ich mir sicher war, dass der Schaden, für den ich ja nichts beigetragen hatte, zur Gänze vom Bundesheer beglichen werden würde. Ich hatte den Anruf des Versicherungsmenschen bereits erwartet. Vorsichtig teilt er mir das ernüchternde Resultat der Versicherung mit. Totalschaden. Nicht einmal die Hälfte der Reparatur würde ersetzt werden können, da es ja auch kein neues Auto mehr ist. Scheisse!

Nun kennt mich mein Versicherungsmakler wohl eh nicht als kleines Hascherl, jedoch seit jeher beherrscht und umgänglich. Doch nun bekam er die volle Wucht einer beinahe platzenden Hochschwangeren, insgeheim vor Angst und Panik völlig Verrückten zu spüren. Ich raffte meinen behäbigen Korpus, wie von der bösen Tarantel gestochen, von meinem Sessel auf und brüllte in das Handy meine ganze Empörung. Ich schimpfte auf das Versicherungsunternehmen, auf die Versicherungen allgemein, auf ihn, auf die Ungerechtigkeiten in dieser verdammten Welt. Er wollte mich besänftigen, doch Unterbrechen war nicht drin. Ein Niagarafall aus Schwefel- und Salzsäure schoss aus mir heraus, wohl alles, das mich und mein Ungeborenes zu vergiften drohte, durch den Äther direkt in das Ohr meines (eigentlich netten) Versicherungshelmuts.

Ich sah ihn währenddessen im Geiste mit verdrehten Augen und einem ausgestreckten Arm dastehen, das Handy möglichst weit vom Ohr weghaltend.

Wie ich diese Ungerechtigkeiten hasse!!! Und außerdem, was bildete er sich ein, mich JETZT mit dieser Kacke zu behelligen, wo ich jeden Moment mein Kind kriegen muss! Das kann auch nur einem Mann einfallen. Scheiss Männer! Pfui Teufel! So als hätte ich jetzt gerade keine anderen Sorgen!

„Margo, beruhig dich doch! Das ist nicht gut in deinem Zustand?"

Pah! „Dann sag das doch den Herren bei der Versicherung!", plärre ich hysterisch und außer Atem. Wir werden sehen. Wir werden sehen. Es wird doch meistens heißer gekocht, als gegessen. Ich lege auf.

Nun erzähle ich dem Nannerich vom Telefonat. Dann meinem Mann. Aber irgendwie passiert hier gar nichts. Niemand dürfte sich darüber so aufregen, wie ich es tue. Vermutlich sind sie auch aufgeregt ob der ausstehenden Geburt. Denn eigentlich müsste es ja jeden Moment losgehen.

Nannerich macht Apfelnockerl zum Dessert. Mit vieeel Zimt. Köstlich! Immer noch schmeckt mir das Essen. Dabei wollte ich eigentlich ein wenig fasten. Vielleicht bekommt mein Kind dann ja auch Hunger und will raus?

Am Abend sehen wir uns einen Film an. Dies geschieht in den letzten Wochen regelmäßig, ist es doch gleich eine gute Gelegenheit, es mit einem „Heublumendampfsitzbad" zu verbinden.

Ich bereite also Heublumentee zu, während das Wasser heiß wird stelle ich mir den Schemel in Position, lege ein frisches Handtuch bereit. Den Topf mit dem kochend heißen Tee platziere ich nun vor dem Hocker. Ich lüfte meinen langen Kittel, um mich sogleich meines schicken Schwangerschaftsslips zu entledigen, den ich gerne in alter Striptease Manier unter dem Rock „tataaa!" hervorholen würde, um meinen Mann ein wenig an seine sexy Frau zu erinnern. Doch es bleibt beim Gedanken daran. Also, ich ziehe unbeholfen und schnaufend meine Unterhose aus, hebe meinen Rock und lasse mich mit nacktem Unterteil langsam auf dem Schemel nieder.

Dabei trainiere ich auch gleich wieder die Hockstellung, die ich für die Pressphase brauche. Tatsächlich ist das ein gutes Training.

Längeres Hocken mit Wasser in den Beinen und 77 Kilogramm an den Rippen ist gar nicht mal so leicht. Es schadet nicht, den Körper darauf vorzubereiten.

Mit breiten Beinen sitze ich nun da, der Kittel schön ausgebreitet. Wie eine Fruchtbarkeitsgöttin muss ich aussehen.

Wieso macht denn niemand ein Foto von diesen denkwürdigen Augenblicken? Der Mann glotzt in die Flimmerkiste.

Ich öffne mich weit dem heißen Dampf, meditiere Weite und Weichheit in meine Muschi. Meine heilige Vagina. Ich mache mir

Sorgen um sie. Ich bin stolz auf sie. Nach drei Geburten wurde ich jedes mal wieder so eng, wie früher. Ich habe wie eine Amazone darum gekämpft, dass niemand sie mir verstümmelt mit irgendwelchen Episiotomien oder Saugglocken.

Darum jedes Mal dieses Theater mit den Dampfbädern.

Mit den Dammmassagen. Den Ölen, der Entspannungsmusik.

Bei dieser, wie auch bei Simons Schwangerschaft, kam noch so ein Übungsballon dazu, welcher mir bis gestern zuversichtlich auch bei meiner vierten Geburt einen unversehrten Damm bescheren sollte. Wie gesagt, bis gestern. Das muss ich betonen, weil gestern Vormittag dieser Ballon platzte!

Ich lag also da, und dehnte behutsam jeden Millimeter... als es bei ca. 16cm Umfang plötzlich laut „RUMMMMS" in mir machte.

Es musste wie ein Erdbeben für meinen Sohn gewesen sein.

Ich hatte einen Schock. Mein Herz fiel mir in die Hose. Hatte mein Muttermund diesem Manöver stattgehalten? Zum Glück waren wir gleich am Nachmittag beim Frauenarzt. Alles unversehrt. Zum Glück keine Verletzung am Muttermund. Auch kein winzig klein geöffneter Gebärmutterhals. Fest zu!

Gott sei Dank!

Ein wenig bedaure ich, dass ich nicht zu diesen gesegneten Frauen gehöre, deren Muttermund sich bereits einige Wochen vor Geburtsbeginn allmählich und kaum merklich zu öffnen beginnt.

Doch in diesem Fall war der verschlossene Gebärmuttereingang wahrscheinlich ein Segen.

Eine Bekannte von mir, Bernadette, die damals in meiner Schwangerschaft bei Maria, meinem 2. Kind zugleich mit mir mit ihrem 1. Kind schwanger war, entband 2 Wochen vor mir. Diese kleine zierliche Frau wehte die letzte Zeit immer so ein bisschen vor sich hin. Ich sah sie immer noch viel spazieren gehen. Als es dann bei Berni mit einer geplatzten Blase um 23 Uhr losging, fuhr sie sogleich ins Krankenhaus, die Fahrt dauerte 45 Minuten. Als sie dort ankam, in dem Glauben, das Kind würde sich wohl bis zum Morgen

Zeit lassen, geboren zu werden, lautete der Befund der Hebamme: „Muttermund völlig verstrichen. Sie können pressen!"

Dann zweimal gedrückt und der Junge ward geboren. Ohne Schnitt und ohne Riss. Bernie war ziemlich überrascht, wie leicht das ging...alles klappte wie am Schnürchen bei ihr: Das Wochenbett war ein reines Fest, die ersten Stillversuche perfekt. Allerdings war ich es, die ihr mit Rat und Tat zur Seite stehen durfte, zumindest was das Stillen betraf. Da hielt sie mich für eine Autorität.

In der Tat ist Bernadette eine sehr organisierte Frau. Sehr selbstbewusst, realistisch und klar. Irgendwie scheint sie alles bestens hinzukriegen. Oder schaut das nur so aus?

Dennoch höre ich immer wieder von toughen Frauen, die bei der Geburt das Fürchten lernen, weil sie sich der Naturgewalt ausgeliefert fühlen und nichts mehr kontrollieren können.

Klar, dass „weibliche Kopfmenschen" sich mit Instinktivem etwas schwerer tun. Und Kinderkriegen ist für Frauen nun mal eine intensive Grenzerfahrung, die am besten „aus dem Bauch heraus" bewältigt wird.

Für Bernie war's das nicht. Sie konnte tough bleiben und dennoch flott und leicht gebären. Ausnahmen bestätigen die Regel.

Ich warte. Hocke da über meinem heiß dampfendem Topf, mein Schambereich wird nun weich und elastisch gemacht. Ich streichle mein Kind. Meinen Bauch. Ich möchte so gerne Kontakt aufnehmen, ihm erklären, dass er keine Angst zu haben braucht, dass er mir vertrauen soll. Doch in Wahrheit bin ich gerade unsicher, ob ich mir überhaupt selbst vertrauen kann. Ich habe das Gefühl, meine Energien erschöpfen langsam... lieber Gott, lass mich das noch einmal gut hinkriegen!

Die Hitze unter dem Stoff meines Kittels tut gut, der Duft der Heublumen soll zuversichtlich machen. Das Gefühl hab ich. Ich rieche es gerne. Und ich mag dieses feuchte heiße Gefühl zwischen meinen Beinen. Es scheint lubrikationsanregend zu sein. Irgendwann fängt das so zu prickeln an, dass es mich fast verrückt macht vor Erregung. Die Durchblutung kommt derart in Fahrt, die Schamlippen schwellen an, die Scheide wird glitschig. Wow, irgendwie wäre jetzt richtig geiler Sex fantastisch. Doch leider fühl ich mich im Moment so gar nicht sexy.

In diesem Augenblick wünsche ich mir erst recht, dass meine Lusthöhle heil bleibt. Denn in ein paar Monaten möchte ich gerne das mit diesem Heublumendampfbad noch ein einmal ausprobieren...

Vor dem Einschlafen versuchen wir, richtig schön miteinander zu schlafen. Dies ist jedoch bereits ein erzwungener Akt, denn alles was ich will sind die Prostaglandine im Sperma meines Mannes! Ein Orgasmus wäre auch nicht schlecht...Doch es gelingt nicht gut, der Riesenbauch stört und außerdem hab ich eigentlich keine rechte Lust mehr. Die Supererregung des Sitzbades vorhin hat wieder nachgelassen. Leider.

Die allabendliche Dammmassage findet statt. Eh nett, aber gar nicht mehr angenehm. Werde ich jemals wieder Spaß am Sex haben? Es war doch immer so herrlich.

Ich greife nach unten und versuche das Resultat nach vielen Monaten Dammvorbereitung zu erspüren.

„Himmel! Wie soll dieses Riesenkind da wieder durch gehen?" Ich fühle mich richtig eng an. Auch mein Mann ist diesbezüglich ein wenig mutlos, das sehe ich in seinen Augen.

Er versucht, uns beide zu trösten und erklärt: „Schau, erinnere dich doch, du hast schon drei Kinder geboren. Die sind da alle gut rausgekommen. Es geht nicht mit rechten Dingen zu, aber es wird auch diesmal wieder alles gut gehen."

Ich zwinge mich zur Entspannung. Es klappt nur ansatzweise. Aber egal, in diesem Fall geht es ja primär um die Prostaglandine. Rein damit! Nach zwei Minuten ist es vollbracht.

Und nun muss ich versuchen, eine Weile nicht aufs Klo zu gehen, damit es auch möglichst lange drinnen bleibt.

Na dann, Gute Nacht!

*

Geburtstermin

3. März 2012

Ich habe tatsächlich vier Stunden am Stück geschlafen. Gut geschlafen. Fast könnte ich sagen, ich fühle mich erholt. Aber halt nur fast. Irgendwas hat mich aufgeweckt. Zieht da nicht etwas? Die Blase drückt.

Es ist drei Uhr Morgens und ich muss ganz dringend aufs Klo. Na klar, das war's natürlich.

Nilpferdartig wälze ich mich auf die rechte Seite, setze mich auf mein schmerzendes Becken und erhebe mich mit Geächze vom Bett, um aufs Klo zu gehen.

Danach lege ich mich wieder hin. Als ich gerade wieder einschlafen möchte, werde ich überraschend von einer mittelstarken Wehe begrüßt. Hat unser Weheneinleitungscocktail denn vielleicht wirklich geholfen?

Ich blicke auf die digitale Uhr, die unser Wecker an die Wand projiziert.

7 Minuten später folgt die nächste Kontraktion.

Wieder sieben Minuten später die nächste. Gar nicht mal schlecht, das könnte doch was werden.

Sechs Minuten vergehen bis zur nächsten...ich bin aufgeregt, freue mich, vielleicht ein richtig pünktliches Kind zu bekommen. Ich wünsche mir, dass er pünktlich ist, mein Sohn.

So wehe ich dahin. Und bin das erste Mal so richtig schwer beeindruckt ob dieser perfekten Regelmäßigkeit. Ich nahm dieses Phänomen während der anderen Geburten nicht so klar und wach, so bewusst wahr.

Schlafen kann ich nicht mehr. Ich spüre und schaue auf die Uhr.

Nach 5.30 Uhr kommt plötzlich mein 4-jähriger zu uns ins Bett. Ungewöhnlich, um diese Zeit wacht er sonst nie auf. Mein

Mann wird so halb wach. Ruhig mache ich ihm klar, dass es eventuell soweit ist.

Simon möchte gerne einen Kakao trinken. Dankbar, aufstehen, um etwas tun zu können, erkläre ich mich bereit, Kakao zu machen. Also, runter in die Küche!

Mein Sohn schlürft genüsslich seinen Kakao und ich muss mir eingestehen, dass ich mich tatsächlich riesig freue auf mein Baby! Ich weiß zwar, es stehen schwere Stunden bevor, doch ich freue mich darauf, meinen Bauchzwerg zu sehen, zu halten, ihn zu küssen, ihn an den Busen zu legen. Und ich sehne mich danach, keine Schmerzen mehr zu haben. Nicht mehr im Kreuz, nicht mehr an der Symphyse, das wird fein. Zuerst aber wohl noch Hardcore, fürchte ich.
Mein Mann kommt runter. Wir frühstücken in Ruhe.

Die Abstände werden kürzer, das Zusammenziehen der Gebärmutter fester. Es ist

8 Uhr

und ich esse noch ein halbes weiches Ei als Kraftnahrung.

Obwohl ich schon ein wenig veratmen muss, möchte ich immer noch nicht die Hebamme anrufen. Sie soll nicht wieder zu einem Fehlstart kommen.

Ich werde jedoch vorsichtshalber schon einmal ein paar SMS an meine Freundinnen hinausschicken. An diejenigen, die mit uns diesem Tag entgegenfiebern: meine Freundin Klara aus Stockerau, die wieder filmen wird; meine Nichte Natascha, die einfach dabei sein möchte; die energetische Gerlinde, die mich akkupressurtechnisch unterstützen wird, sowie meine liebe Freundin Christa, die selbst vier Kinder geboren hat, und sich nichts sehnlicher wünscht, als einmal einer Geburt beizuwohnen.

Ein ganzer Haufen! Das wollte ich diesmal so. Viel Frauenpower. Und jede von ihnen freut sich sehr.

Es gab da wieder mal so viele Diskussionen darüber, wieso ich so viele Leute um mich herum dabei haben möchte. „Die stehen doch der Hebamme nur im Weg herum!" und „Stört das die Hebamme nicht?"

Wie sich da mein Mann vorkommen muss, wenn da nur Frauen sind!? Und und und...

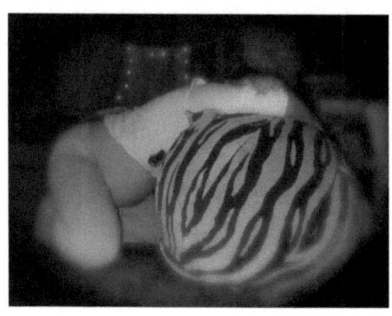

Rational betrachtet mögen diese Fragen ihre Berechtigung haben, mein Instinkt sagt mir jedoch etwas Anderes. Es kostet mich viel Kraft, zu gebären. Jede dieser Frauen bringt eine andere Energie mit, die helfen kann. Die meisten davon haben das auch durchlebt. S i e a l l e haben gemein, dass ihr Zugang zum Kinderkriegen ein sehr schöner positiver ist. Sie alle sind fasziniert von dem Wunder Geburt.

Als ich vor 38 Wochen, mitten in mein Dilemma als ohnehin völlig gestresste Dreifachmutter, einen positiven Schwangerschaftstest in Händen hielt, waren es (unter nur sehr wenigen Menschen) diese Frauen, die sich spontan mit mir freuten.

Die mich ermutigten, an mich glaubten, mir Unterstützung anboten. Das half ungemein, weckte Vertrauen. Schön, wenn man so jemanden hat!

Meine Mutter konnte ich für diese Sache leider niemals erwärmen. Ihr Zugang zum Gebären ist zu konfliktbehaftet. Womöglich wäre sie wirklich nicht mehr in der Lage, dies unbeschadet durchzustehen. Ich habe mir fest vorgenommen, wenn meine Töchter gebären, werde ich dabei sein. Wenn sie es möchten natürlich.

Also, ich schicke vier SMS: „Guten Morgen, es scheint, Jonathan will pünktlich sein!"

So waren sie schon mal gewappnet. Hoffentlich würden alle kommen...hoffentlich irrte ich mich nicht wieder!

8.30 Uhr

An Lucia schreibe ich um halb neun. „Hallo Lucia! Wehen seit 3 Uhr früh in 2 – 7 Minuten Abständen. Aber bitte bleib noch zuhause! Warten wir noch ab! Bussi!"

Auch Jaqueline, meiner Nichte schreibe ich. Mit ihr hatten wir vereinbart, dass sie während der Geburtsarbeit mit Maria und Simon einen Ausflug machen sollte. Sofort bekomme ich eine Rückmeldung von ihr: „Ich komme!"

Noch ist alles entspannt. Die Kinder wuseln um mich herum, jedoch viel leiser als sonst. Martin hat sie wohl beiseite genommen und sie zur Ruhe ermahnt. Bis jetzt scheint für sie nicht viel verändert zu sein. Ich glaube, auch sie werden froh sein, wenn Mama wieder normaler und verfügbarer wird. Bald werden sie ihren Bruder kennen lernen.

Also setze ich mich wohl jetzt auf den berühmten Pezziball, auf dem ja bekanntlich ein Verspannen des Beckenbodens unmöglich sein soll.

Und nun, Sesam öffne dich! Ich kreise behutsam und bewusst mit dem Becken, versuche ein wenig zu singen, komme mir albern vor dabei, mache trotzdem weiter. Ich entspanne meine Kiefermuskeln, öffne locker meinen Mund, stelle mir ein bewegtes Mandala vor, in welches ich mich hineinfallen lasse, hineinfallen in die unendliche Weite. Ich summe, und brumme tiefe Töne in mich hinein, welche Vibrationen hervorrufen, die sich nach unten ausbreiten dürfen. Komme mir nach einer Weile nicht mehr albern vor. Mache weiter. Denke an geschmeidigen Bauchtanz und an Weite. JAAAHHH...
Die Wehen werden stärker.

Ich bin mir mittlerweile sicher, dass mein Sohn heute geboren wird. Ich töne und stöhne...

9.30 Uhr

Lucia ruft an. Ich erfahre, dass sie erst um vier Uhr nach Hause gekommen ist, weil eine kleine Sophie es eilig gehabt hatte, zuhause geboren zu werden.

Sie tut mir leid: „Oh, du Arme, du musst total müde sein! Vielleicht kannst du dich noch ein wenig ausruhen!" Sie sagt: „Aber nein, das geht schon, ich bin das gewöhnt! Jetzt sag mal, wie geht es dir?"

Sie wird dann auf jeden Fall vorbei kommen. Gerne würde sie jedoch noch die nächste Wehe über den Äther mitanhören, erklärte sie freundlich.

Diese lässt nicht lange auf sich warten. Die Abstände dauern nun ca. 2 Minuten. Und ich entspanne mich, dennoch muss ich leise stöhnen. Die Wehen haben diesmal ein etwas anderes Muster, als ich das von den bisherigen kannte.

Normalerweise bahnte sich eine solche Wehe an, es wurde wärmer und stärker und wärmer und stärker und wärmer und stärker und wrmr nd strkr....und hf hf hf hf...bei ca. 40 Sekunden kam es zum Höhepunkt, UHHHHH, Pffff, der dann genauso langsam wieder abebbte.

Diesmal sind es sehr wuchtige Wehen. Ich fühle, wie eine kommt und ich kann noch kurz tief einatmen und loooos geht's!

Es gleicht ohne weiteres einer Achterbahnfahrt: Einfach Vollgas...innerhalb von 10 Sekunden habe ich ihn, den Höhepunkt.

Leider begleitet ihn ein ziemlich heftiges Gefühl, es zieht, es brennt, mit jedem Mal ein wenig mehr.

Meine Hebamme hat da außerordentlich feine Sensoren. Sie hört angeblich an den Geräuschen der Gebärenden, wie weit die Geburt voran geschritten ist.

Lucia lauscht also meinen Veratmungsversuchen und Wehlauten, vernimmt auch das Zittern beim lauten Hauch des Ausatmens.

Sie hat wohl verstanden und erklärt, sie macht sich gleich auf den Weg.

9.45 Uhr

Ich sehne mich nun nach meinem Nest. Marschiere hinauf ins Schlafzimmer. Erst mal will ich oben in Ruhe sein, der Geburtspool wird ja später im Wohnzimmer aufgestellt. Dann werde ich wieder hinunter gehen. Mal sehen, vielleicht werde ich im Wasser bleiben...Darauf freue ich mich schon sehr. Bei Simons Geburt tat mir das warme Wasser ungeheuer gut.

Kurz gehe ich zu Sarah ins Zimmer. Sie schläft noch. Ich möchte sie lieber wecken. Schließlich will sie ja dabeisein.

Behutsam ziehe ich die Rollos auf. „Schau mal, was für ein sonniger schöner Tag heute ist. Dein Bruder will pünktlich sein!"

Sarah ist ziemlich verschlafen, vielleicht registriert sie diese Meldung noch nicht. Oder aber sie nimmt es nicht sonderlich ernst nach unserem Fehlalarm. Letzteres stimmt wohl, denn sie murmelt nur halbwach: „Na, warten wir ab!"

Ich will sie nicht länger stören, gehe wieder aus dem Zimmer.

Was für eine Ruhe im Schlafzimmer. WOW!!! Die Sonne lacht strahlend in den großen Raum und durch die gelben und rosa Vorhänge scheint ein herrliches, ein göttliches Licht.

Früher, als Kind, stellte ich mir immer vor, dass der liebe Gott die Fenster im Himmel öffnet und die Sonnenstrahlen aus dem Reich des Lichts heraustraten.

Wunderschön! Ich liebe die Farben dieses wundervollen Lichts. Ich liebe die hölzernen Wände unseres Blockhauses. Und ich liebe umso mehr dieses warme Licht auf unseren Holzwänden! Alles wird gut! Ein Hauch von Glück durchströmt mich. Der liebe Gott ist da.

Ich wundere mich, wie tief ich diese Freude in mir wahrnehme. Da ist keine Angst mehr. Ja, ich freue mich auf die kommenden Stunden! Ich freue mich auf die Geburtsarbeit! Ist das zu fassen?

„Mein süßer Schatz, was für einen schönen Tag hast du dir da ausgesucht?", flüstere ich euphorisch meinem Ungeborenen zu und streichle über meinen prall gefüllten Bauch.

Von draußen höre ich meine beiden kleineren Kinder, wie sie aufgelöst „Jaqueline!!!" schreien.
Gut, dass sie nun da ist, um die Rasselbande abzuholen.

Während die Kinder ihre Sachen zusammen packen, spaziere ich im Schlafzimmer auf und ab. Kommt eine Wehe muss ich mich bereits an der Kommode festhalten und zu Boden gehen. Dies ist kein Fehlalarm. Kein Zweifel, ich bin bereits mittendrin, jetzt gibt es kein Zurück mehr.

Huch!
Konzentration ist gefordert, denn es wird anstrengender.
Außerdem will ich meine Kleinen nicht erschrecken. Sie sollen sich keine Sorgen um ihre Mutter machen müssen.

Kann ich noch lange leise sein? Mir ist bereits klar, dass die Grenze des beherrschten Veratmens bald erreicht ist.
Wo ist denn nur mein Mann jetzt gerade? Langsam hab ich seine Hilfe nötig. Einmal mehr schaukle ich in diesem Boot auf offener See. Die Wellen ergreifen es und spielen damit. Ich bin doch so seekrank!

Und ich höre die Kinder immer noch herumkramen. Jetzt ist Schluss! Eine Wehe warte ich noch ab, dann geh ich hinaus und werde mich bei ihnen verabschieden. Bei meinen Kleinen, die in ein paar Stunden große Geschwister sein werden. Ach, wenn's nur schon soweit wäre.

Die Wehe ist zu Ende, ich starte los. Hastig erkläre ich: „Hi Jacky! Ich werde mich jetzt schnell noch von meinem Süßen verabschieden!"
Jaqueline sieht mich verdutzt an. Ich schaffe es noch, so zu tun, als wäre alles bestens und unter Kontrolle, gebe ihr jedoch diskret und mit Handzeichen zu verstehen, dass es mir wohler wäre, wenn sie jetzt die Kinder schnappen und mit ihnen abdampfen würde.

Kluges Mädchen. Sie versteht sofort. Ich drücke jedem noch einen dicken Schmatz auf den Mund und dann verdrücke ich mich wieder ins Schlafzimmer. Und flugs, schon wieder eine Wehe...ich hoffe wirklich, die Kinder sind bald außer Haus...

10 Uhr:

Martin kommt herein, sagt mir: „Sie sind weg." OK
Und wie auf Knopfdruck falle ich in die Hocke, eine heftige Kontraktion überrollt mich und ich lasse nun auch das Stöhnen frei, welches ich schon eine ganze Weile zurückgehalten habe.

Nun will ich nicht mehr herum gehen. Ich möchte mich ein wenig in mein Nestchen legen. Auf meinem Handy habe ich eine Meditationsmusik vorbereitet, die ich nun zum Entspannen anhören will. Doch ich weiß nicht recht, hilft es mir jetzt wirklich? Irgendwie steigert sich jede Wehe drastisch...

10.15 Uhr

Es klopft und Christa steckt ihren Kopf zur Tür herein. Ich freue mich, sie zu sehen. Und sie strahlt wie der heutige Tag. „Hallo! Wie geht es dir?"
Die nächste Wehe stürzt auf mich ein: „Moment, gleich! Ahhhhhhhhh ffhfhfhfh, aaaaahhhhah, auhhhhhhhh."
Die Wehe ist vorbei, Christa ist noch da. „Ja", sage ich „Wie du siehst, geht's schon so richtig los!"
Sie streichelt über meinen Bauch: „Ja, das sehe ich! Sag mir, wenn ich etwas für dich tun kann!"

Sie ist so lieb. Es tut gut, dass sie da ist. Trotzdem schicke ich sie wieder hinaus, denn ich möchte mich konzentrieren, die nächste Wehe kündigt sich bereits an...

10.25 Uhr

...und währenddessen erblicke ich Lucia mit ihrer Tasche, wie sie gerade ins Zimmer kommt. Sie mustert mich, wie ich da bereits ein wenig hilflos mit dem Sturm der Wehen zu kämpfen habe.

Ihr Blick verrät: „Na? Was ist denn da los? Kann das schon so stark sein?"

Ich weiß auch nicht warum, aber ja, so tut es. Ich liege in Seitenlage auf dem Bett und kann mich kaum darauf halten. So als wäre ich in einen Seesturm geraten und könnte jeden Augenblick von meinem Boot ins Wasser stürzen.
Erst als die Wehe überstanden ist sage ich: „Hallo Lucia, ach, es ist schon sehr heftig!"

Ich finde auch, es ist nun an der Zeit, dass sie mal nachschaut, wie „weit" ich bin.

„Bitte sag jetzt nicht, der Muttermund ist erst einen cm offen! Dann hab ich ein echtes Problem!"

Sie führt zwei mit Nachtkerzenöl beträufelte Finger in meine Scheide ein und tastet und drückt an meinem Muttermund herum.
„Autsch!"
„Na, du warst ja schon ganz schön fleißig! 6cm! Das geht ja richtig flott voran! Wirst sehen, jetzt dauert es nicht mehr lange, dann wird die Fruchtblase platzen und dann wird es bald da sein, dein Buzi!"

Die nächste Welle bricht über mich, ich töne laut. Lucia streichelt meinen Popo: „Und jetzt lässt du sie wieder schön stark werden, die Wehe, jaaahh, gut! Gut machst du das. Und atmen nicht vergessen: FFFFFFFF! Jaaa, du kannst stolz auf dich sein! Die hast du jetzt wieder richtig gut geschafft!"

Ich bitte sie, mir noch aufs WC zu helfen. Ich werde ja länger nicht mehr dazu in der Lage sein, fürchte ich. Sie hilft mir in den Stand. Puhhh, ich muss schon wirklich Acht geben, nicht hinzufallen. Auf dem Weg zum Klo erreicht mich wieder eine Welle. Im Stehen ist es noch intensiver. Ich höre mich schreien.
Ich gehe zu Boden. Lucia bleibt bei mir und massiert kräftig mein Kreuzbein. Ich fühle es weit weg, aber es hilft trotzdem irgendwie.

Nun hievt meine liebe Hebammenfreundin mich wieder halbwegs in die Höhe und mit Zwergenschritten geht's zur WC-Tür. Kaum bin ich da durch, flüchte ich mich auf die Klobrille. Ich sitze in diesem 1,5m2 kleinen schlauchförmigen Raum und ein Orkan bricht los.

„HILFE!!!! ICH FALLE! LUCIA!!! Hilf mir!!!!"

Die Schmerzen und der Druck in meinem Körper sind nun so unglaublich heftig, dass ich völlig den Halt verliere. Obwohl ich sitze habe ich so derartig das Gleichgewicht verloren, es ist wie ein massives Erdbeben, das mich aus den Angeln hebt. Lucia reicht mir ihre Hände und ich packe sie, wie eine Ertrinkende, wie eine Wahnsinnige falle ich beinahe von einer Wandseite auf die andere. Es ist wirklich verrückt! Ich kann absolut nichts dagegen tun. Mich nicht mehr auf den Atem konzentrieren, nicht mehr „weit" denken...es ist vorbei mit meiner Konzentration. Ich blicke in die Augen meiner Hebamme, die meinem Blick mutig standhält. Wie viel Kraft sie haben muss... Oh GOTT!!! Was für eine Gewalt ist das?! Es ist soviel. Es ist zuviel. Trotzdem geht es weiter. Immer weiter. Fliege ich? Stürze ich? Falle ich? Kann es sein, dass ich gerade sterbe? Oder auch, dass ich ersticke, ertrinke im dunklen Ozean umringt von Flammen, die mich von innen verbrennen? Die Schmerzen in meinem Körpers sind so stark. Ich werde sterben. Doch ich werde nicht sterben. Es ist als wäre ich lebendiger denn je zuvor. Es ist als würde ich jede Zelle meines Körpers gleichzeitig wahrnehmen können. Und jede Zelle erzählt ihre Geschichte. Und es sind so viele. Und alle schreien. Und es ist laut. Und es ist viel. Zuviel. Und im selben Moment fühle ich mich aus mir heraus in den Kosmos katapultiert. Als könnte ich ALLES sehen und hören, und doch versteht mein Gehirn es nicht. Ich kann unmöglich sterben. ES WIRD NIE ZU ENDE SEIN!

10.45 Uhr

Und plötzlich dieser gigantische Druck nach unten. Mein Körper holt mich wieder zurück. „Lucia, Lucia, oh, Lucia, ich muss pressen! Ich kann es nicht zurückhalten!!!"
Lucia hält mich fest: „Na dann press!"

Urghhhhhhhhh......HIMMEL, was für eine Urgewalt! Ich schreie. Ich presse! Oh Gott!

Pause: Ich bin erschöpft. Kraft sammeln. Nun vernehme ich vor der Klotüre die Stimme meines Mannes: „Der Pool ist fast fertig eingelassen!"
Oh, ja, das warme Wasser! Das wäre jetzt wunderschön...warmes Wass...

PRESSEN! Mit aller Kraft drücke ich nach unten. Mann! Ich hoffe sehr, dass mein Muttermund schon soweit ist. Nicht dass ich dann gegen einen dicken Bluterguss presse, der den Platz für mein Baby nimmt...Lucia weiß, dass ich nicht bereit bin für eine Untersuchung. Sie lässt mich in Ruhe. Ist nur bei mir und gibt mir Halt.

Mit Harnlassen ist es jetzt nichts mehr. Zu dumm. Auf meinen Fels in der Brandung gestützt schleppe ich mich aus der Toilette Richtung Stiege. Die nächste Wucht kommt, ich falle zu Boden, spreize meine Beine weit. Möchte mich weeeeiiiiit öffnen.

Pause. Wir nähern uns dem Abgang. Der Pool! Er ist mein Ziel! Ein Anker!

Ich blicke die steile Stiege hinunter. Oh nein! Die Gewissheit überfällt mich wie eine Lawine: Ich kann das nicht mehr! Es geht nicht...ich weiß, dass ich es nicht schaffe, diese steilen Stufen zu überwinden, um in das warme, heilende Wasser zu kommen. Ich fühle mich einfach zu schwer und bin zu unsicher geworden. Kurze Enttäuschung. Doch die Kontraktionen schwemmen sogleich auch diese fort.

Ich richte mich auf, so gut es geht, möchte mich selbst disziplinieren...will zeigen, dass ich kein unbeholfenes Rhinozeros bin...gehe zur grünen Kommode neben dem Stiegenabgang. Ich möchte noch mal nachsehen, vielleicht könnte ich es doch schaffen...
Es rollt die nächste Naturgewalt an, „Nein, ich kann nicht runter!"
Ich schlage mit voller Wucht mit der Faust auf die Kommode, eine bodenlose, dunkelrote Wut überkommt mich. So

gerne wollte ich ins Wasser! Im Wasser ist alles viel leichter zu ertragen! Und jetzt?

Ich sacke vor der Kommode zusammen, halte mich an ihr fest. Und presse wieder mit aller Kraft.

Pause. Ruhe. Ich merke, dass ich müde bin.

Die nächste Wehe, ich drücke so fest ich kann. Es geht schon wieder nicht weiter, so wie ich es gerne hätte.

11.25 Uhr

Wieder Pressdrang, ich drücke – PATSCH! Der bekannte Knacks dringt direkt von der Gebärmutter an mein inneres Ohr. Jetzt ist die Fruchtblase geplatzt. Warmes Wasser läuft aus mir hinaus direkt auf den Holzboden. Irgendwie hat bei diesem Stress hier keiner an eine Unterlage gedacht. Martin kommt jetzt mit Tüchern gelaufen.

Der Druck ist nun noch stärker geworden.
Lucia hat ihren Peziball mitgebracht. Ich lehne mich darüber und lasse mich in den Pausen so richtig fallen. Lucia hört mit dem Herztongerät, wie es meinem Kind geht. Alles bestens, verkündet sie.

Schemenhaft bekomme ich mit, dass Sarah aus ihrem Zimmer kommt. Ich spüre nun, ich will sie hier nicht haben. Sie soll weggehen, mich nicht so elend sehen. Ich kann nicht mehr sprechen, so schwach fühle ich mich. Ich gebe ein wegweisendes Handzeichen, das ihr bedeuten soll: „Hau ab!"

Sie hat verstanden, geht die Stiege hinunter. Zu meinem Pool!

Lucia fragt mich ob ich Globuli haben möchte und welche.
Ich kann es nicht sagen, auch wenn ich es weiß: „Chamomilla"...es würde zu viel Kraft vergeuden, es geht beim besten Willen nicht.

PRESSWEHE. Ich wundere mich über meine Kraft! Während ich presse drücke ich den satt aufgeblasenen

Pezziball mit meinen Händen zusammen, als wäre es ein Kissen oder Knetgummi. Ich stiere eine ganze Weile dahin, weil ich es nicht fassen kann, was ich da tue. Ich wusste gar nicht, dass man den so zerdrücken kann. Ich muss mir dieses Bild einprägen. WOW!

Ich knie wieder vor dem Ball. Pause. Der Druck nach unten ist schon groß. Dennoch spüre ich, wie mein Kind immer noch zurückrutscht, wenn ich mit dem Schieben aufhöre. Es ist noch nicht Platz genug.

Lucia schlägt vor, um den Druck ein wenig zu mildern und noch Zeit zu gewinnen, mich für ein paar Wehen aufs Bett in Seitenlage zu begeben.

Darauf hab ich gewartet. Das ist es, was ich an Lucia nicht mag. Sonst alles, aber nicht das!!!

Ich hasse es! Ich kenne es gut. 10 Presswehen rechts, 10 Presswehen links...so denkt sie sich das wieder...

Ich tue es. Schleppe mich ins Schlafzimmer und lasse mich angewidert aufs Bett fallen. Im Vierfüßlerstand schreie ich laut: „Ich will nicht mehr! Ich kann nicht mehr! Scheisse!!!!! Ich will das nicht mehr! Genug! Genug!!!"

Während der nächsten Presswehen klammere ich mich an den Gitterstäben unseres Ikea-Bettes fest. Ich hoffe sehr, dieses filigrane Zeug hält meinen zornerfüllten Kräften stand.

Ich bin so wütend. Meine vierte Geburt! Genug! Genug! Ich will es hinter mich bringen. Ich sage das. Ich befehle das. Ich schreie es mit tiefster Inbrunst:
„Lucia, ich will nicht mehr! Bitte hol ihn da raus! Ich will einfach nicht wieder so lange pressen müssen! Aus Aus Aus!!!"

Nun sagt Lucia etwas völlig Unerwartetes: „Na gut, ich werde dir helfen, dass er schnell rauskommt!" Und sie hilft mir auf den Hocker, der bereits vorm Bett steht.

Ich schwöre mir selbst, nun die allerletzten Kraftreserven aufzubringen, um ihn da raus zu quetschen, egal was passiert. Mein Mann setzt sich hinter mich und stärkt mir den Rücken. Es kann losgehen.

Die Presswehe kommt, ich stemme mich gegen den Griff meines Mannes. Wie eine Wahnsinnige gebärde ich mich wohl. Ich will es hinter mich bringen.

Pause!

Und dann wieder. Und noch einmal, Lucia sagt: „Ja, weiter weiter weiter, der Kopf rutscht jetzt weiter!" Ich spüre es. Es brennt und spannt. Egal! Ich kenne es ja schon!

„Gut weiter weiter weiter weiter!" Ich presse mit aller Übermacht, die ich aufbringen kann. Denke nur: „Raus!!!"

AU AU AU!!!...und plötzlich ist der Kopf geboren...ich kann es nicht glauben, so schnell!!!! Ich bin stolz.

Nun wird es nicht mehr lange dauern. Endspurt.

Ich halte völlig still. Kraft tanken. „Ist alles ok?", frage ich meine Hebamme. Lucia streichelt den Kopf des Babys, den ich nicht ansehen kann. Noch nicht. Geht irgendwie noch nicht. Sie erklärt, es geht ihm gut.

Die nächste Presswehe kommt: „So und jetzt noch mal volle Kraft! Schieeeeeeeb! Schieeeeeeeb! Margo, Komm Schieeeeb!" Ja, ich tu das ja mit aller Kraft!

Noch ein paarmal.

„Wir warten auf die nächste Wehe! Und dann schiebst du ihn mir ganz fest heraus, ok?!"

„OK!" Ich zittere, bin aufgeregt...

Die Presswehe kommt.

Ich schiebe, ich drücke, ich presse, ich kreische; Lucia schreit: „Komm jetzt, schieeeeeb schieeeeb!!! Komm Margo, du MUSST jetzt fest schieben!"

Aber ich schiebe ja wie verrückt!?!

Irgendetwas ist anders. Lucia schlägt vor, die Position zu wechseln. In den Vierfüßlerstand. Oh, das Gaskin-Manöver für den Notfall kommt mir kurz in den Sinn...

Positionswechsel mit einem bereits mit dem Kopf geborenen Baby im Schritt ist ein eigenes Happening. Wie soll ich das machen?

„Komm, wir helfen dir!" Lucia hat es eilig, scheint es. Ich kenne sie so nicht...

Presswehe!
„Geht schon! Fest, Margo, Schieeeeeb! Bitte Margo!" Irgendwie klingt meine Hebamme nervös...

Aber ich tu doch schon alles, alles, was ich kann...!?

„Kommt eine Presswehe?"
Ich, halb in Agonie, strenge mein Gehirn an: „Ich weiß es nicht mehr...alles tut soo weh!"

Ich schreie, bin verzweifelt, ich weiß nicht, was ich noch tun soll.

„Ich weiß nicht, warum das jetzt nicht raus will!", höre ich jetzt meine Hebamme sagen. Das erste Mal, seit ich sie kenne, scheint sie ratlos zu sein.

„Da hat sich jetzt leider auch gar nichts getan. Dann probieren wir es nochmal auf dem Hocker!"
Sie helfen mir wieder auf den Hocker. Lucia platziert sich auf den Boden davor. „Kommt eine Wehe?"
„Ich weiß es nicht..." Ich schlage vor, einfach ohne Wehe zu drücken.

„Nein, warte auf die Wehe. Wenn die nächste kommt schiebst du mit aller Kraft die du hast! Wir müssen dem Kleinen helfen, er muss jetzt raus, Margo, du musst das jetzt tun, egal, was passiert, du musst jetzt noch einmal sehr tapfer und stark sein, ER MUSS JETZT WIRKLICH RAUS!!! Kommt sie?"

„Ja."

„Na dann schieb! Du kannst das! Los geht's! SCHIEB!!!!!"

Ich hole tief Luft und presse und schreie mir dazwischen die Seele aus dem Leib. Lucia hilft von unten mit. Was auch immer sie da macht, es tut wahnsinnig weh. Ich glaube, sie versucht ihn, aus mir heraus zu drehen. Es ist richtig dramatisch! Ich spüre, wie ich zerreiße, Stück für Stück in der Mitte auseinander gerissen werde. Wie lange noch? Lieber Gott, bitte hilf uns!!!! Ich habe richtig große Angst und bete!

„Ich weiß, es ist für dich jetzt auch nicht einfach, aber du musst ja jetzt irgendwie durch!" Ich kämpfe mit den allerletzten Kräften, die ich habe um das Leben meines Kindes...gehe über alle Grenzen, die ich bis jetzt kenne.

Ich spüre, wie sie ihn aus mir heraus zieht, dieses altbekannte Gefühl, so vertraut und doch immer wieder irritierend...Ist es wahr? Ist es überstanden?!

Es ist
12.20 Uhr

und es ist geschafft!
„Jaaa, er ist da!
Gott sei Dank Schatzi! Meine Güte! Hallo Schatzi!" Selbst Lucia ist aus dem Häuschen. Wir alle schließen sich ihr an, ein Raunen und verzücktes „Moi! Schau, er ist da! Oh, ist der süß!", erfüllt den Raum.

Ich zittere, ich bin geschockt. Noch kann ich nicht genießen, was ich sehe. Ich traue mich nicht...Oh, Gott! Was ist passiert? Was hab ich nur falsch gemacht? Wäre ich doch nur stärker, hätte ich nur mehr Kraft...

„Was ist mit ihm? Wie geht es ihm? Er ist so ruhig. LUCIA?!" Mein dickes Baby liegt reglos auf der weißen Unterlage am Boden...Alles geht so schnell...

„Du warst so tüchtig! Das war jetzt ziemlich anstrengend für ihn aber ...warte, er wird gleich schnaufen!"

„Was hab... was ist...?"

Und dann höre ich ihn, ich höre meinen Sohn kreischen und schreien, er bewegt sich, er strampelt, sein Kopf ist blau, und er schimpft richtig, mir fällt ein Stein gigantischer Dimension von meiner Brust..., ich vernehme kurz das Geräusch des Absaugröhrchens...Oh mein Gott...MEIN BABY!!! Es ist wirklich da!

Ich strecke meine Arme aus. „Bitte, bitte gib mir mein Kind"...doch ich muss noch etwas warten auf die warmen Tücher aus dem Backrohr.....Ich sage mit piepsiger, hoher Stimme, alles was mein Zwerchfell noch hergibt: „Schnell schnell bitte!"

Christa kommt mit der Kuscheldecke, die Selbe, in die auch Maria und Simon gleich nach der Geburt gewickelt wurden.

Ich sehe wie Lucia ihn ein paar Sekunden umarmt, ihn zart an sich drückt.

Unsere Retterin übergibt ihn mir nun. Es ist fast 1 Minute vergangen. Ich übernehme mein wunderschönes Kind! DANKE!!!

„Ist er ok?"

„Jaaa, alles ok! Es geht ihm gut! Es ist nicht leicht, so geboren zu werden, aber es geht ihm gut! Er muss sich jetzt erst einmal von dem Schreck erholen! Wir alle müssen das jetzt einmal!"

Und zu ihm sagt sie, als sie ihn auf meinen Bauch legt: „Ja, Schatzi, wir sind alle noch ein wenig aufgeregt! Deine Mama hat sich sooo plagen müssen!"

ENDLICH ist er da! Mein süßer Sohn! Ich weine, ich stammle Entschuldigungen, ich zittere am ganzen Körper, meine Nerven liegen völlig blank. In diesem Moment bin ich überzeugt, einen Fehler gemacht zu haben.

Doch alle im Raum erklären mich zur Heldin. Lucia sagt:
„Besser hättest du ihn nicht gebären können! Du warst sehr tapfer und kannst so stolz auf dich sein!" Sie kniet immer noch zu meinen Füßen, richtet sich nun auf und umarmt mich fest, gibt mir ein Bussi. „Ich bin so stolz auf dich, dass du so gut mitgeholfen hast! Sonst wäre es für ihn schwierig geworden!"

Ich zittere immer noch. Meine Baby, ich halte es im Arm, behutsam, doch bestimmt, und möchte es nie mehr loslassen. Er ist so knuffig, so weich, so engelhaft, so unglaublich...Dicke Tränen tropfen auf sein Bäuchlein. Ich spüre, ich liebe ihn unendlich.

Auch Sarah kommt aus dem Staunen nicht mehr raus. Sie hat alles mitbekommen, wohl hinter meinem Rücken, aber mutig durchgestanden. Ich freue mich, dass sie jetzt herkommt. Hoffe gerade, dass sie bloß kein Trauma hat von dieser Erfahrung.

„Wie geht es dir?" frage ich sie. „Mama, es war gar nicht schlimm, ich konnte gut zurechtkommen! Du warst toll! Darf ich ihn mal anfassen?"
„Natürlich, er ist dein Bruder!"

Und nun begreift sie es auch zum ersten Mal, wie ein Neugeborenes sich anfühlt. Augenblicklich ist sie angesteckt, der Zauber nimmt sie gefangen: „Oh Gott, ich habe noch nie im Leben etwas Weicheres gefühlt...Mama, was ist das? Wie kann man nur so eine samtene Haut haben?"

Ich bin so unbeschreiblich glücklich!
Lucia meint, dass sie auf das Gewicht gespannt ist, denn mein Sohn ist ein ganz schöner Brocken.
„Wirklich?", meint mein Mann: „Er kommt mir doch gar nicht groß vor!"
Ich denke mir: „Naja das glaub ich dir, du musstest ihn auch nicht rausdrücken!"

Seine Aussage relativiert sich nun, denn er sieht ein, dass Maria und Simon für ihn immer noch wie Babys sind. Er hatte also den Größenvergleich zwischen einem Säugling und einem vier- und einer fünfjährigen hergestellt. Von dieser Warte aus stimmt das wohl.
Doch für mich ist dieses Baby da riesig.

Jonathans Gesicht ist ziemlich dick angeschwollen. Von der Gesichtsmitte abwärts hatte sich ein Bluterguss gebildet. Eine Stauung, weil er ja ein paar Presswehen lang mit seinem Rumpf gesteckt ist.
„Ich werde dich nun hegen und mit Liebe einlullen, damit es dir hier bei uns gut geht. Ich verspreche es, mein Liebling!"

Mein kleiner Teddybär dreht seinen Kopf hin und her, ein untrügliches Zeichen für HUNGER! „Jaaa, mein Schatzi, gleich zeig ich dir, wie das geht!" Ich fühle eine Sicherheit in mir und freue mich darauf, ihn gleich stillen zu dürfen.

Trotz all der Freude und Erleichterung, spüre ich keines von beiden in meinem Becken. Ich frage mich, warum ich schon wieder meinen Arsch nicht heben kann. Mich eigentlich kaum bewegen kann, ohne dem Gefühl zu zerbrechen.

Jonathan ist nun fünf Minuten alt und ich spüre das dringende Bedürfnis meine Mutter anzurufen. Sarah reicht mir das Handy, nachdem sie ihre Großmutter angewählt hat.

Mama meldet sich. Ich piepse ins Mikrophon: „Hallo Oma!! Jonathan ist da! Vor fünf Minuten geboren! Alles ok!"

Fast höre ich den Stein, der ihr vom Herzen auf den Boden fällt. Sie glaubt erst, sie hört Sarah, kann es nicht glauben, dass ich es bin. Noch am Nachmittag will sie kommen, um ihn zu sehen. Auch sie ist erleichtert und freut sich!
Ich mache es kurz, verabschiede mich.

Wenn ich nur wüsste, wie ich eine entspannte Position finden kann. Mein ganzer Körper scheint in einem Krampf fest zu stecken.
Ich kann mich nicht rühren.
Wir wollen noch warten, bis die Nabelschnur auspulsiert hat, dann werden wir getrennt und ich ins Bett gehievt.

Nach ein paar Minuten ist es soweit. Sarah traut sich nicht, die besonders dicke sulzige telefonkabelförmige Nabelschnur durch zu schneiden. Ein bisschen traurig macht mich das. Es wäre eine sehr schöne Geste gewesen, ist doch das Abtrennen ein ganz besonderes Ereignis, welches einem immer im Gedächtnis bleibt. Martin ist galant und meint, er hätte es eh schon zweimal gemacht. Christa macht es gerne. Es ist eine Ehre für sie, diese Aufgabe zu übernehmen. Lucia zeigt ihr wo, und nach ein paar Sekunden ist das knorpelige Gewebe ab.

Nun helfen alle zusammen. Sarah darf kurz ihren jüngsten Bruder halten. Sie schmilzt dahin.

Es ist mühsam, mir aufs Bett zu helfen. Es macht mich grantig, wenn ich so hilflos bin. Aber ich würde es beim besten Willen nicht schaffen, mich auch nur einen Zentimeter allein vorwärts zu bewegen.

„Vorsicht bitte, langsam...", meine Stimme klingt merkwürdig dünn und leise. Ich habe irgendwie keine Kraft in meiner Körpermitte. Es fühlt sich an, wie ein großes Loch, so als würde mir der Großteil meiner Stimme verloren gegangen sein. Im Stehen ist es noch schlimmer. Dieser Klang gefällt mir gar nicht.

Hoffentlich gibt sich das schnell wieder. Denn was wäre eine Sängerin ohne ihre Stimme?

Das Liegen ist schwierig. Meine Beckenschmerzen lassen mich nicht zur Ruhe kommen. Ich kauere in einer merkwürdig verspannten Position auf unserer tollen Matratze. Die hilft mir jetzt grade leider auch nicht. Ich stöhne und möchte am liebsten wimmern, so elend fühlt sich mein Arsch an. Mein Sohn wird mir auf den rechten Arm gelegt – Lieber Himmel, wie herzig!

Doch so ganz bei ihm sein kann ich leider noch nicht. Wie krieg ich diese Verkrampfung weg? Vielleicht ist das irgendeine Schockreaktion auf die rasante Geburt und deren dramatischem Schluss. Alles ging so schnell...

Sie reichen mir Kissen und wollen mir helfen, alle sind so lieb.

Lucia fragt mich, was ich denn jetzt essen möchte. Sie kennt mich ja schon ein paar Jahre und weiß, dass ich nach den Geburten stets einen unglaublichen Appetit und Hunger habe.

„Nein danke, ich will gar nichts, nur dass diese Schmerzen endlich aufhören!"

Mein Kleiner macht wieder Anstalten, an meiner Brustwarze anzudocken, doch so recht klappt das noch nicht. Ich bin gespannt auf die Nachwehen.

Jonathan ist jetzt 20 Minuten auf der Welt und ich spüre, dass die Plazenta geboren werden möchte. Eine leichte Presswehe bahnt sich an.

Wohl noch nicht ausreichend stark. „Na dann warten wir noch ein bisschen auf das Geschenk an die Hebamme!", freut sich Lucia.

Nach ein paar Minuten eine etwas stärkere Presswehe und ich drücke noch einmal kräftig mit. Es will nicht so ganz leicht rausflutschen.

„Ich glaube, mein Körper hat ein für allemal genug von dieser Presserei!" Gunda massiert ein wenig meinen Bauch und zieht sanft an der Nabelschnur.

Zwei Minuten später schält sich der Mutterkuchen weich und völlig schmerzlos aus meiner Scheide. Lucia bedankt sich. Wir lachen.

*

Nähen?

Nun kommt das letzte der ungeliebten Dinge rund um die Geburt dran, das mir bei allen meinen Geburten Sorgen macht, bei dieser nicht minder heftig.

Hebammen müssen nachsehen, ob etwas verletzt ist...

Mein Sohn wird meinem Mann übergeben. Jonathan beginnt zu weinen..."gleich mein Schatz, gleich darfst du wieder zu Mama!"

Meine Wehmutter   erklärt mir, dass ich nicht erschrecken soll, sie wird jetzt mit einem weichen Tuch meine Vulva ein wenig abtupfen, vom Blut reinigen, damit sie einen guten Blick darauf bekäme, ob alles heil geblieben ist.

ALARM! Wie konnte nach so einer Tortur alles heil geblieben sein?

Gleich vorweg sage ich: „Ja aber, sollte etwas gerisse sein, dann machen wir das einfach wieder so wie bei Simon. Da wolltest du mich auch nähen und ich konnte dich überreden, und es ist tadellos verheilt, wie du weißt...bei mir heilt das eh alles super!"

Lucia: „Glaub mir, ich nähe wirklich nur, wenn es sein muss...jetzt halt bitte still, damit ich nachschauen kann!"

Das nervt! Ich zucke, als sie mich abtupft.
Sie ist sehr behutsam, doch ich hasse diese Situation.
„Und? Passt eh, oder?" Vorlaut schwatze ich meine Hebamme an.

Lucia: „Margo, nein!" Ihr Kopf geht noch näher an meine Scheide heran. „Nein, das müssen wir nähen. Ich sag es nicht gerne, aber das muss ich mit ein- zwei Stichen zusammen nähen...du wirst sehen, es ist gar nicht so schlimm."

Ich suche Ausflüchte, bin nicht zur Kooperation bereit: „Lucia nein, bitte nicht, lassen wir es in Ruhe. Schau, du weißt, ich hasse Nadeln. Ich werde einfach meine Beine in den nächsten Tagen beisammen lassen...!"
Sie unterbricht meinen hysterischen Redeschwall in einem ausdrücklichen Ton: „Nein, das muss jetzt sein. Du würdest mich nachher schimpfen..."

Panik wächst in mir: „Aber du erklärtest doch einmal, du machst beim Nähen keine Betäubung!"

Diese Hebamme zwischen meinen Beinen: „Nein, aber ich habe ein Gel, das betäubt auch ein wenig. Komm, wenn wir das jetzt nicht machen, dann hast du keine Freude mehr, glaub mir! Es muss sein! Und ich sage dir alles, was ich tue. Du brauchst dich nicht fürchten! Es klingt schlimmer, als es ist. Vertrau mir bitte noch einmal! Bitte!"

Sie klettert vom Bett, holt dieses Gel – ich kenne es, so eines verwendete ich bei den Mammuthämorrhoiden nach Simons Entbindung – Mir ist klar, das wirkt bloß rein äußerlich...Ich habe richtig Angst.

Sie trägt diese Salbe also auf meine Wunde auf..., dann holt sie so eine sterile Packung au ihrer schwarzen Tasche, kniet sich wieder zwischen meine Beine und raschelt herum...mich verlässt der Mut. Ich weiß, sie würde nichts tun, was nicht sein müsste, sie würde mich nicht mehr quälen wollen...doch ich fühle, ich muss ihr vertrauen.

Lucia ist geschickt, sie schafft es, mich zu überreden. „Lucia, ich hab so Angst!"

Lucia: „Ich weiß das. Aber schau, wie tapfer du jetzt dein Baby auf die Welt gebracht hast...du wirst mir nachher danken! Dann lass ich dich auch in Ruhe und du kannst dein Baby genießen! Ok, wir probieren es mal. Ich tupf jetzt mal hier ganz vorsichtig hin. Schau, ist doch gar nicht so schlimm, oder?"

Ich spüre es kaum. Doch, jetzt...."AAUTSCH!"
Lucia freut sich: „na schau, eine Naht haben wir schon geschafft. War doch gar nicht so schlimm, oder?"
Naja, nein, eigentlich nicht.

Sie näht weiter und diesmal spüre ich sehr deutlich, wie sie meine Muskeln durchsticht. Es tut weh, aber nicht lange. Ich will stillhalten, sie soll sich doch nicht verstechen. Wenn sie schon mal dabei war, dann sollte es auch zu Ende gebracht werden. Es ist nicht einfach für mich. Nadeln sind wirklich nicht meine Freunde.

Lucia: „Bald hast du es geschafft! Eine Naht noch...Und jetzt darfst du auch tüchtig mit mir schimpfen!", sagt es, und noch ehe diese Botschaft in meinem Kleinhirn angekommen ist, spüre ich, wie sich die Nadel diesmal richtig übel in die Tiefen meiner Muskeln hineinarbeitet. Lange Sekunden... ich schreie laut auf, schimpfe tatsächlich. Zucke, würde sie am liebsten wegstoßen... doch jetzt dürfte es geschafft sein...
Ich vernehme Lucia's souveräne Stimme: „Oje, jetzt ist der Faden wieder rausgerutscht. Wir müssen es noch mal machen..."

Was für ein Tag!

„Einmal noch und dann geh ich nie wieder an deine heiligen Teile, versprochen!"

Ich bin schon sehr ungeduldig.

Doch Lucia besteht darauf: „Außerdem kannst du heute Abend ja ein Zäpfchen gegen die Nachwehen nehmen. Du willst doch nicht, dass du hinten das Zäpfchen einführst und es vorne bei der Scheide wieder herausrutscht!"

OH, nein. In der Tat. Das will ich nicht!

Wir bringen es hinter uns. Jetzt bin ich eigentlich ganz froh darüber, dass wir es gemacht haben. „Danke Lucia, es war wirklich nicht so schlimm. Gut, dass du nicht locker gelassen hast!"

Sie erklärt mir noch, dass ich viel zu jung wäre, noch ein langes Frauenleben vor mir habe und nun auch keine Sorge haben müsste, dass meine Scheide verunstaltet wäre.

„Aber nun will ich mein Baby wieder!"

Jetzt erst kann ich mich etwas entspannen. Die Freude richtig zulassen. Ich zerspringe fast vor Seligkeit, als ich meinen Schatz entgegen nehme. Aber jetzt werde ich ihn wirklich keinem mehr geben!!!

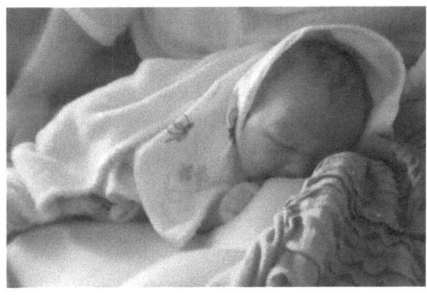

Wie herrlich er duftet? Es gibt keinen besseren Duft als ein gesundes Baby, das man noch nicht gebadet hat. Ich schließe die Augen und schwebe. Aber gleich öffne ich sie wieder, um meinen Schatz zu bewundern. Jeden Millimeter möchte ich kennenlernen. Was für ein perfektes Geschöpf!

Er beginnt wieder zu suchen. Und nun gelingt es. Laut schmatzend beginnt er an meinen Nippeln zu saugen....meine Gebärmutter beginnt sich augenblicklich ordentlich zusammen zu ziehen.

„Puhhh", diese erste Nachwehe ist nicht zu unterschätzen! Ich werde heute Abend sicher ein Schmerzzäpfchen nehmen, das habe ich eben beschlossen.

Wie könnte ich in Worte zu fassen, was in diesem Zeitraum in mir vorgeht. Es ist zwar das vierte Mal, aber es ist ein Erlebnis in einer anderen Dimension. Jede Erklärung wäre zu banal...es ist ein Wunder! Und so eine Herrlichkeit, Teil dieses Wunders und dieser bedingungslosen Liebe zu sein.

Ich fühle diese Unbefangenheit, diese Nähe zu diesen lieben Menschen, die Anteil nehmen, mit guten Gebeten und Hilfsbereitschaft dabei bleiben.
Dabei geblieben sind, als ich zu schreien begann, als ich fluchte, mich der Mut verließ. Die es mir nicht übel nehmen, weil ich mein Kind schnellstens aus meinem Körper draußen haben wollte, jetzt und sofort!

Ich wundere mich eigentlich auch ziemlich über mich selbst.
Das muss die Erfahrung sein, kommt mir nun in den Sinn. Mein Geist und mein Körper wussten ganz genau, dass ich auch diesmal mein Kind gebären würde können.
Sie hatten meine furchtsame Seele dominiert. Und sagten: „Komm schon, du hast lange genug getragen, lange genug gewartet, lange genug Schmerzen gehabt. Lass es raus! Zeig deine Power, die in dir steckt! Halt nichts mehr zurück, bring es zu Ende!"
Die überaus rasanten Wehen hatten es mir leicht gemacht, loszulassen.

*

Das WOCHENBETT

Was für eine triviale Bezeichnung für etwas so unglaublich Himmlisches! Zuhause gebären, dann gleich in sein eigenes Bett kriechen zu können, wie eine Königin gehegt und umsorgt zu werden, die vorgezogenen Vorhänge hüllen das Zimmer in ein Uterus-Licht, zartes Lavendelaroma aus der Duftlampe verströmt zusätzlich Gelassenheit und Ruhe und unterstreicht hervorragend dieses Glücksgefühl. Das Baby IMMER an meiner Seite, unendliches Spüren, Betrachten, Kuscheln, Kosen, Beobachten, Streicheln, Lauschen, Schnuppern...SO UNSAGBAR VIEL DANKBARKEIT!!!

Die ersten Tage mit Baby zählen zu den göttlichsten Erfahrungen meines Lebens. Wie hoch das eigene Liebespotential ist, erfahren wohl viele, Mütter wie Väter, erst in diesen Tagen.

Und am besten in den eigenen vier Wänden. Das behaglichste Krankenhaus kann diese Atmosphäre leider nicht bieten. Man kann es sich schönreden, aber wer es zuhause erlebt hat, kennt den Unterschied und weiß, wovon ich spreche.

Du musst es selbst erlebt haben!

*

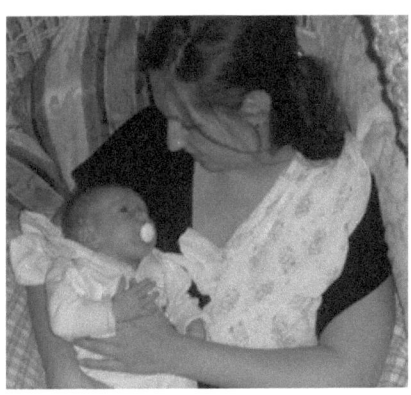

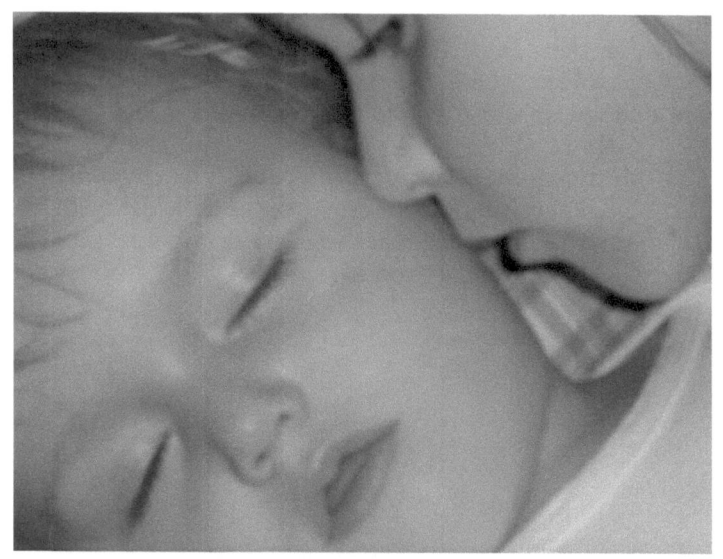

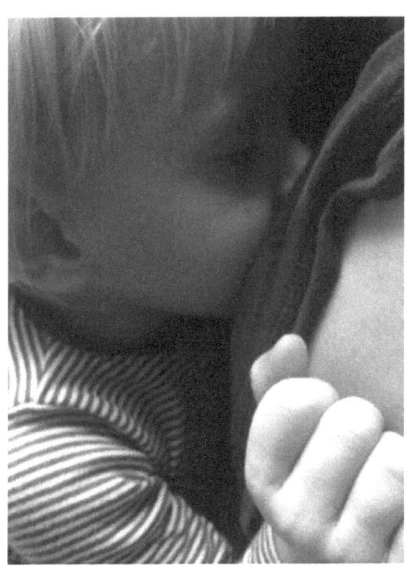

ES IST ZEIT
ABGESTILLT

Nun kommen wir zum Ende dieses Buches.
Jonathan wurde vorige Woche 2 Jahre alt. Er entwickelt sich höchstprächtig. Mein Gott, wenn ich daran denke, was alles passieren hätte können. Und am Ende ist doch alles perfekt ausgegangen.

Gestern hat mein Sohn wohl das letzte mal an meinem Busen getrunken. Ich spürte sofort: das war's.

Es war sicherlich nicht ganz einfach für ihn. Auch für mich nicht, denn wir beide genossen es wirklich sehr.

Nein, es ist gar nicht leicht. Während ich diese Zeilen schreibe werde ich mir bewusst, dass nun etwas unweigerlich zu Ende gegangen ist. Mein Mutterherz trauert.

Ich bin nun 41 Jahre alt. Es ist ziemlich sicher das letzte Mal gewesen, dass ich Mutter geworden bin. Die wenige Milch, die nun noch produziert wird, muss im Körper versiegen. Meine Brüste spannen ein wenig. Ich trinke Pfefferminztee mit Salbeiblättern, verfeinere das Ganze noch mit Zitronensaft. Und vermeide dieser Tage erotische Aktivitäten, denn ein Höhepunkt würde wieder einen Milcheinschuss in Gang bringen. Wohin dann damit?

Mein Hormonhaushalt wird noch einmal ziemlich durcheinander gewirbelt. Voraussichtlich zum vorletzten Male, das Klimakterium kommt ja noch.

Ich habe meinen Sohn langsam und behutsam entwöhnt. Meine liebe Freundin Birgit, sie ist Energetikerin, hat vor einer Woche ganze Arbeit geleistet, damit uns der Trennungsprozess leichter fällt. Sofort in der kommenden Nacht hat Jonathan durchgeschlafen. Richtig durchgeschlafen!!

Mein Mann und ich waren ziemlich erledigt am Morgen, denn 7 Stunden Schlaf am Stück hatten wir schon seit 30 Monaten nicht mehr. Auch daran dürfen wir uns jetzt gewöhnen.

Mein Mann hat meine Traurigkeit bemerkt. Nun ja, das Leben auf dem Prolaktintrip hatte schon was, das muss ich zugeben. Nun ist der Weichzeichner futsch und ich nehme wieder alle Kontraste wahr. Fast ein wenig depressiv komm ich mir vor.

Damit einher geht ja wohl aber auch etwas sehr Nützliches. Ich werde nun hoffentlich wieder ein besseres Gedächtnis haben, wieder klarer denken können, nicht stilldement herumlaufen.

Ich werde wieder mir gehören. Und meinem Frau sein. Mein lieber Mann hat angeboten, mir diesen Umstieg auf besondere Weise erleichtern zu wollen, vielleicht bekomme ich heute Abend ja die versprochene zärtliche Massage, wer weiß?

Nein, keine Sorge! Ich kann mir vorstellen, was du denkst. Nein, wir werden kein Kind mehr machen. Mein Mann hat sich vor eineinhalb Jahren einer Vasektomie unterzogen. Denn auch meine Hebamme erklärte, es wäre nun genug. Sie hatte nun schon genug mit mir zu tun gehabt.

Sie lachte natürlich dabei. Aber ich glaube, ein Teil in ihr meint dies auch so. Man darf das Schicksal nicht unendlich oft herausfordern. Auch ich spüre, dass eine Grenze erreicht ist.

Für meinen Körper war es eine Riesensache, Kinder zu bekommen. Und auch meine Seele kam nicht zu kurz. Nun werde ich wieder mehr Zeit haben für all die Dinge, die liegen blieben, die aufgeschoben werden mussten.

Einer meiner ersten Schritte in die neue Freiheit ist nun getan.

Aufrecht und neugierig werde ich bleiben, offen und voller Hoffnung. Demütig und dankbar. Mutig und als ich selbst gehe ich weiter den lebendigen, den selbstbestimmten Weg.

Es ist Zeit. Aus ganzem Herzen werde ich nun auch dieses Baby loslassen!

ENDE

www.mcstrobl.jimdo.om

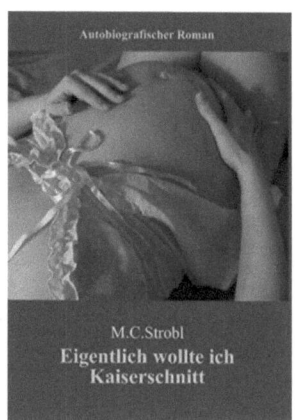

Bisher veröffentlicht:

Aus der Reihe: „Abenteuer Selbstbestimmte Geburt"

1. Meine erste Geburt - Sarah kommt zur Welt
2. Meine erste Hausgeburt – Maria kommt zur Welt
3. Meine Sternguckergeburt zuhause – Simon kommt zur Welt
5. Die heilige Vagina! Dammschnitt, nein danke!
6. Eine gute Geburt

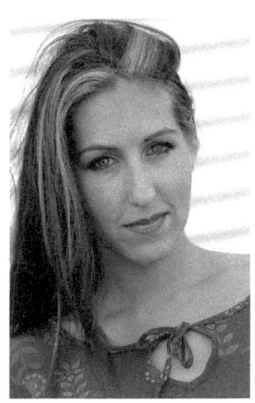

M.C. Strobl, geb. 1972,
ist Musikerin und Mutter von 4 Kindern und
lebt mit ihrer Familie in Niederösterreich.

INTERNET
Autorenhomepage www.mcstrobl.jimdo.com
Stillen www.lalecheliga.at.at
Geburtsallianz Österreich www.geburtsallianz.at
Hebamme Ina May Gaskin www.inamay.com
Sheila Kitzinger www.sheilakitzinger.com
Weltgesundheitsorganisation www.who.int
Hebammenzentrum www.hebammenzentrum.at
Geburtspool www.geburtspool.de
Hebammen Österreichs www.hebammen.at

LITERATUR
Antonic Magda, Dr., Schwangerschaft und Geburt, Urania, 1999
Balaskas Janet, Aktive Geburt, Kösel, 1993
Balaskas Janet, Gordon, Jehudi, Schwangerschaft und Geburt, Trias, 1997 Balaskas Janet, Yoga für Schwangere, Kösel, 1992
Bloemeke Viresha J., Es war eine schwere Geburt, Kösel, 2003
Bornemann, Rainer, Kaiserschnitt – Operation und Geburt, Kario, 1989 Dahlke, Rüdiger, Margit; Zahn, Volker, Der Weg ins Leben, Schwangerschaft und Geburt aus ganzheitlicher Sicht, Bertelsmann, 2001
98
Hay, Luise L., Heile deinen Körper, Alf Lüchow, 31. Auflage, 1995
Horny-Dereani Petra, Geboren im Schutz der großen Göttin, 2008
Dick-Read, Mutterwerden ohne Schmerz, Hoffmann und Campe, 1950 Enning Cornelia, Heilmittel aus Plazenta, Medizinisches und Ethnomedizinisches, 2003
Flanagan Geraldine Lux, Die ersten neun Monate des Lebens, Rowohlt, 1963
Fuchs Nancy, Sonne für die Kinderseele, Herder, 1996
Gaskin Ina-May, Die selbstbestimmte Geburt, Kösel, 2004
Goerke und Bazlen, Kay, Ulrike, Pflege Konkret, Gynäkologie Geburtshilfe, Gustav Fischer, 1998
Jakobs Leonie, Schön macht's nicht, aber glücklich, Kiwi, 2008
Kirkilionis Evelyn, Prekop Jirina, Ein Baby will getragen sein, Kösel, 1999 Kitzinger Sheila, Das Erlebnis der Geburt, Kösel, 1992
Kitzinger Sheila, Das Jahr nach der Geburt, Kösel,
Kitzinger Sheila, Natürliche Geburt. Ein Buch für Mütter und Väter, Kösel, 1991

Kitzinger Sheila, Schwangerschaft und Geburt, Kösel, 1992
Kitzinger Sheila, Geburt, Kindersley, 2003
Knubben, Birgitt und Werner, Du bist eine Geschenk, Herder, 1986
Kuckuck Anke, Luckmann, Clara, Zärtlich und stark, Mütter auf der Suche nach ihrer Lust, Rororo, 1998
La Leche League, Handbuch der stillenden Mutter, Selbstverlag, 1986 Leboyer, Frederic, Das Geheimnis der Geburt, Kösel, 1996
Leboyer Frederic, Geburt ohne Gewalt, Kösel, 1992
Lothrop Hannah, Das Stillbuch, Kösel, 1993
Martin, William, Das Tao de King für Eltern, Aurum, 1999
Mongan Marie F., HypnoBirthing, Mankau, 2010
Müller-Platow Hermann, Die gesunde Frau, Bremer Brücken Verlag, 1959 Nilsson Johan, Es ist wie Verliebtsein, Herder, 2005
Nilsson Lennart, Ein Kind entsteht, Mosaik, 1990
Oblasser Caroline, Ebner Urlike, Saling Erich, Wesp Gudrun, Der Kaiserschnitt hat kein Gesicht, Edition Riedenburg, 2008
Oblasser Caroline, Eirich, Martina, Luxus Privatgeburt, Edition Riedenburg, 2012
Oblasser Caroline, Lass es raus! Die freie Geburt. Methode mit Gebärmutter, Scheide und Co, Riedenburg, 2011
Oblasser Caroline, Masaracchia ReginaUnser Baby kommt zuhause, Edition Riedenburg, 2009
Odent Michael, Die Natur des Orgasmus, Beck'sche Reihe, 2010
Pschyrembel Wörterbuch, Gynäkologie und Geburtshilfe, Walter de Gruyter, 1987
Reinhardt, Margarethe, Geburten, Rowohlt Verlag, 1985
99
Roy, Ravi & Carola Lage, Homöopathischer Ratgeber, Geburt, Lage&Roy, 1992
Rudolfsson, A., Leib, Seele, Geist, Dr. Strathmeyer's Gesundheitsregeln, Erläuterungen für Denkende, Manuskript, Döring
Schwab Roswitha, Beunruhigende Befunde in der Schwangerschaft, Irisiana, 2008
Springer-Kremser, Marianne, Patient Frau, Springer Verlag, 1991
Stacherl, Sonja, Nähe und Geborgenheit, Walter, 1997
Stoppard, Miriam, Dr., Empfängnis, Schwangerschaft und Geburt, Ravensburger, 1993
Stadelmann, Ingeborg, Die Hebammensprechstunde, Eigenverlag, 1997 Stoppard, Miriam Dr., Das große Buch der Schwangerschaft,

Urania, 2005 Taschner, Ute, Scheck Kathrin, Meine Wunschgeburt, Selbstbestimmt Gebären ach Kaiserschnitt, Edition Riedenburg, 2012
Valitutti, Francesco, Das Buch der Vagina, Europa Verlag, 2000
Wilberg, Gerlinde M., Hujber, Karlo, Natürliche Geburtsvorbereitung und Geburtshilfe, Kösel, 1991
Zink Christoph, Pschyrembel Wörterbuch, Gynäkologie und Geburtshilfe, de Gruyter, 1987

Filme
* Meine Narbe, Film über Kaiserschnitt, Mirjam Unger, 2014
*Angst hab ich keine, aber leid tu ich mir jetzt schon, Ein Film über eine Hausgeburt, Maria W. Arlamovsky, Filmtage Wien, 1998
*„Leben jetzt", Geburt im AKH, Univ. Prof. Dr. Peter Husslein, DoRo, 1999
*"Gebären & geboren werden", Berghammer, Ahner, Husslein, Universitätsfrauenklinik Wien
„In die Welt", Constantin Wulff, Portrait einer Geburtsklinik in Wien, Falter, Polyfilm, 2009
„Der erste Schrei", Gilles de Maestre, Geburt in unterschiedlichen Ländern und Kulturen, Arthaus, Studiokanal, 2007
„Das Wunder des Lebens – Faszination Liebe", Lennart Wilsson, ZDF, 2006
„Body Story – Das Neun-Monate-Regime", Doku, Polyband